重曹殺菌と真・抗酸化食事療法で
多くのガンは自分で治せる

イタリア人医師が発見した

ガンの新しい治療法

腫瘍学（医学）博士
トゥリオ・シモンチーニ 監修

ホメオスタシス総合臨床家 世古口裕司 著

現代書林

まえがき

最初に断言させていただこう。本書は巷《ちまた》によく見かけるガンの手引書とは全く異なる。それらは部分的には有益な情報はあるものの、ガンを治すための要所の一部を説いているだけであり、従って実際に治る人も僅かであるから、出ては消え、また出てきては消えていった。しかし本書はそのようなものとは全く一線を画す。どこどこの病院が良いだの、特定の健康食品を飲むだの、下らない話は一切ない。基本的に自分で治すための療法とノウハウを解説したものである。実際に試してみさえすれば効果は解し得る。さすがに全ての人が、とは言わないが、必ず多くのガン患者が希望と光明を見出すであろう。

本書の目的は、ガン専門の医師として40年に渡りガンと闘ってきたシモンチーニ博士の成果をご紹介し、ガンを治すために即実践できるノウハウをご提供することにある。

シモンチーニ先生は、イタリア人で正式な医師である（外科医・腫瘍学博士）。

博士は、世界中で最も早くガンが真菌（カビの一種）であることを見抜き、長年に渡り多大な成果をあげてこられた。つまり完治、全治したガン患者が実に数多く存在するのだ。これは紛れもない事実である。

博士は、ガンがカビであるなら重曹（炭酸水素ナトリウム）が大きな効果をもたらすと考え、様々な滅菌法を考案し、事実それは著効をもたらした。治癒率96％という驚くべき数字なのである。

ご承知の通り、カビは重曹に大変弱い。少し触れただけで、たちまち死んでしまう。頑固な台所汚れも、重曹を使うとあっという間にピカピカになることでもわかるだろう。カビは「酸」と「アルカリ（水素ナトリウム）」に弱いのだ。

しかもこの炭酸水素ナトリウムは、生体を冒さない。ほぼ、無害なのだ。なぜなら、酸も水素も、もともと人体の中に存在するものであるから、適量であれば完全無害といっていい。つまり、体の免疫力を落とさずにガン細胞（ここではそう言っておく）を短期間で殺せるのだ。これは非常に大きい。

本書をお手にとる読者の多くは、毒性の強い抗がん剤を忌避し、代替医療を求める方であろう。本物の免疫力を高める方法とは何か？　ガンを素早く攻撃する方法は無いのか？　手術の難しいガンだがどうしたらよいのか？　など、本当の意味でガンに打ち勝つ方法を知りたい方々であると思う。

本書はこれらに、いささかのオーバーもなく、明確に応えるものである。必ず、殆どの読者が、目からウロコの話となるだろう——。

偉大なインドの思想家、マハトマ・ガンジーの名言をご紹介したい。

『偽り（誤り）を、どれほど繰り返えされても真実になるわけではないし、真実を、どんなに見ようとしなくても真実でなくなるわけではない。偽りが多数派であろうと真実にはならないし、真実が少数派だろうと、真実は真実なのです』

2019年9月

世古口裕司

※本書は極めて力強い内容であることから、著者の承諾を得て、「です・ます」調の文体を「だ・である」調に変更させていただきました。ご了承いただければ幸いです。

編集部

重版にあたって

２０１９年10月に、米ニューヨーク大学のジョージ・ミュラー教授らが、『ネイチャー』に「膵臓ガンに腸内真菌が関与の可能性」と論文を発表しました。

ネイチャーの次はノーベルか……といわれるほど権威のある科学誌に出す以上、デタラメ（的外れ）な論文であれば、大学での地位を失いかねません。

一流大学の教授が『ネイチャー』に論文を出すからには、関与の可能性、とはいうものの、本人は１００％近く確信しているに違いない。

膵臓に限定した理由は、おそらく膵臓ガンの研究が主で、他の臓器のデータがまだ少ないのでしょうが、ご承知の通り、ガンは転移の特質をもち、膵臓だけが真菌（カビ）で、他の部位は全く別の原因とは考えにくいと思われます。

シモンチーニ博士は、どこのガンでも、脳腫瘍や白血病であろうと、重曹水溶液が届きさえすれば１００％治ることから、「ガンは真菌」と20年も前から提唱してきました。いよいよ博士の主張が立証される寸前と思っております。

悪性新生物などという言葉を使うから長らくわけがわからなくなっていただけで、真菌（カビ）が正体なら、多くの対処の仕方があります。本書は、出来るだけそれに応えたつもりです。

本書は、朝日新聞が大きく広告を載せたことで炎上騒ぎが起きました。発売直後であることから、おそらくは読んでもいない人がリアクションしたのだと思われます。ネット上でのデマを鵜呑みにし、有益な治療法や手段を弾圧（批判）する……。人として無責任であると思うのですが、どうか本書の読者は信じていただきたいと思います。シモンチーニ博士は、本物なのです。

読者諸兄の速やかな回癒を願ってやみません。

２０２１年2月

第2章　「本物の」抗酸化食事療法とは　71

第3章　毒が免疫力を落とす　89

第4章　潜在意識と病気の関係　109

第5章 ガンの正体と治療法 153

終章 221

序章（要章）

ガンは真菌だ!

先にご紹介した通り、シモンチーニ博士は、長年にわたり重曹を基本とした療法で、数多くのガン患者を救ってきた。よほど末期で衰弱した人や、恐れや恐怖で固まっている人以外は、殆ど全てが治癒したと言っていい。まさに革命的な治療法だったのだ。その治癒率のあまりの高さから、ガンは真菌（カビの一種）であると確信した博士は、世界中のガン患者の為にと、本国の医師会やガン学会に重曹でガンは治ると提唱した。

だが……イタリアの医師会は全くのインチキだと言わんばかりに中傷し攻撃したのである。それは文字通り執拗なものであった。常識とされる……つまり病院で行う療法と異なることを患者に施したとして、3年間の禁固刑に加え、医師免許を剥奪したのである。現実に治るのだから患者の為に用いただけで、何も悪いことはしていない。権力の横暴だと抗議はしたが、聞く耳は持たれなかった。しかし博士はセルビアでも医師免許をお持ちで、正式な医師であることに変わりはない。腫瘍学の博士号（ローマ大学）もお持ちのままである。日本では何かしら体に関係があれば、例えば髪の毛だけを研究する学者であろうと論文さえ通れば、ひとくくりに医学博士となるが、イタリアでは研究分野ごとに分かれており、シモンチーニ博士は腫瘍学、つまり正真正銘の、「ガン博士」なのである（それもイタリアの最高学府のローマ大学）。

日本人には馴染みは薄いが、セルビアは立派な近代国家である。優秀な医師であるという事実以外に国の違いの差別などあるはずもないが、それにしても酷い話である。沢山のガン患者が治っていることは事実であるのに、博士は晩年、本国のイタリアでは患者を診れなくなってしまったのだ。

安価な重曹なんかで治ったら迷惑と考える人達の妨害に違いない。むろん、製薬会社だろう。抗がん剤は巨額のマーケットである。日本でもガン患者を一人見つければ百万円単位の金が製薬会社にころがり込むといわれる。

はっきり言おう。ガンが簡単に治ってくれては困る人達がこの世界（医療業界）にはいるのだ。究極のエゴだが、残念ながら事実なのだ。のちにご理解いただけよう。

しかし現場の医師たちは、誠実な人も多いだろう。だが、彼らも大きな仕組みの中の管理下に置かれている。それを作るのは政治や行政（官僚）だが、これらに圧力をかけるのは経済、すなわち金の力であるのは今も昔も変わらない事実である。

ガンは真菌（カビ）、もしくはそれに似た性質を持つもの、という観点で考えれば重曹で死ぬのは当然の事と言える。そしてカビならば転移はもちろん、温度の少し高い心臓と脾臓にガンが発生しない理由も容易に説明がつく。カビには適温というものがあるからだ。他に居場所が沢山あるのに、わざわざ居心地の悪いところへ行く必要はない。この心臓と脾臓にガンができない（確率論的に滅多に見られない）理由は、細胞の突然変異説では説明がつかなかったのである。

また、カビは細菌の勢力に反比例する性質がある。故に結核患者にガンは無い。結核菌を抗生剤で殺し過ぎるとガンが発生するが、体内で結核が勢力を保っている間はカビは勢力を拡大することは出来ないのである。これもまた、ガンがカビである証拠の一つと言える。

現在は、最新のガン治療として免疫細胞活性、ウイルス敵対、特殊光線照射、重粒子線など様々あるが、一部では効果が無くはなかろうが、どれもガンの正体（本質）を見ない重箱の隅つつきに思える。どのように病巣に届けるかという技術的な問題はあるものの、ほぼ全てのガンが重曹で死ぬ事実がそれを物語っている。

試してみれば効果は納得しうる

私もまた、２００９年に出版した自著に、ガンはカビであると書いた。私は現在までに2万人の患者、延べ20万の臨床をホリスティック医学の立場から施してきた療術家であるが、そのうちガン患者は２０００人ほど診てきた。博士の賛同も得た上でだが、私の自説ではガン治療（対処法）は大きく分けて３つの重要な要素がある。

1　心の転換（恐れや恐怖を手放す）
2　抗酸化の食事療法
3　身の回りの毒物排除（免疫を落とされない）

以上の３つである。
ガン治療は「体の免疫を高める」というのに尽きるが、1と2が、これにつながる。
1は、特に重要である。恐れや不安を抱えながら治る病気は無い。不安があるだけで、のぼせた鼻血ですら1時間も2時間も止まらなくなる場合があるし、軽い風邪でも重くなる。心の問題を無視しては、健康も治療も論じられない。昔から言われる「心身一如」はまさに真実だ。あらゆる病気は、安心しているとき、もしくはそれを忘れている時に治っていく。この問題は非常に重要なので、4章で詳しくご説明させていただく。

2は、かなり以前から言われてきたことであるが、ここで本当の意味での抗酸化の食事療法とは何かをご紹介したい。今まで様々な栄養療法や食事の摂り方が勧められてきたが、実際はあまり役に立たない。本書は自分で出来るガン対処という趣旨からも、自然農法に回帰した無農薬、無化学肥料の野菜と果物の摂取をお勧めしたい。農薬がかかるとカビや菌を抑制する成分が極端に減少するか、殆ど作られないことが判明している。また、化学肥料で栽培しても同様のことが起こることが報告されている。つまり昔の野菜や果物と、今のものでは見た目は同じでも、抗酸化とカビ菌の抑制という意味ではまるっきり別ものなのである。

今の消費者は見た目で野菜や果物を選ぶ。つまり虫も喰えなかった作物ということだ。正しい知識を得なければならないという理由がここにある。そんな見た目のきれいさを重視して、大切な抗酸化酵素や栄養素を犠牲にするのは本末転倒である。むろん、そのような自然野菜や果物は年中食べられるわけではない。しかし毎年数か月は誰もがいただける。人間の体には蓄積保存という能力があるから、1年分の抗ガン、抗菌体質は維持できるはずなのだ。自然の摂理と言うべきか……神の叡智というべきか……本来人間の体は、自然と調和した生き方をしていれば、同様に自然界に存在するカビや細菌、ウイルスには冒されないように出来ていたのである。

3も、重要である。何故なら、本来は自然界には無かったものだが、現代社会に於いては、これが実に多いからである。「ガンは作られている！」と言いたくなるほどだ。生活の身近にある様々な有害物質……発ガン物質……。それはまさに、猛毒といってよい自己免疫力を落とすことになる通称、化学物質と呼ばれるものだ。しかし勿論、これには猛毒なものと毒性の軽微なものとがある。本書で取り上げるのはもちろん前者だ。

読者はご存知であろうか？　例えば、人が普段、普通に使うシャンプーやボディーソープでハムスターやハツカネズミを洗ってやると、ほぼ100％、5日も経たないうちに死んでしまう。何か強烈な薬品を混ぜたというのではない、普通にスーパーやドラッグストアで売っているシャンプーやボディーソープで、洗ってあげただけなのに死ぬのである、わずか数日で。そして殆どの場合、皮膚や内臓に潰瘍性びらんを呈している。

これらの化粧品分類の洗剤には殆ど、ラウリル硫酸塩（Na）とか、○○スルホン酸、ラウレス数字、といった化学薬品が大量に含まれる。これが実は、強烈な強酸性の界面活性剤で、他の化学物質まで引き連れて体の中に入ってきてしまう。界面活性剤とはそういうものなのだ。強引に細胞の中に浸透する性質をもつ。また、水と油を混ぜ合わせるのも界面活性剤の働きによる。だから皿を洗う洗剤には必ずこの界面活性剤を使う。

「経皮毒」とはどこかで聞いたことがあるだろう。まさにそれだ。皮膚から吸収された毒素が、細胞や組織を冒し、生命維持機能に多大な影響を及ぼすのである。

実は界面活性剤は自然の中にも存在する。大根の細胞を黄色に染める昔の〝たくあん〟もそうだが、卵の黄味もその一つ。だから黄味だけ取り出してお皿を洗うと油物がわりとよく落ちる。問題は人工で造り出した化学合成の界面活性剤である。自然のものよりはるかに、ケタ違いに強烈で、人の肌だろうと何だろうとミサカイがない。しかもその引っついているものが前述の通り猛毒なのである。これら日常の洗剤によく使われるものでＬＡＳ（直鎖アルキルベンゼンスルホン酸）というものがあるが、国立三重大学の研究では、水槽にわずか５ｐｐｍを落としただけで30分でアユが狂い死ぬという。呼吸困難になるそうだ。

もちろん、人間の免疫（毒物耐性）はアユやネズミとは異なり、ケタ違いに大きい。およそ数千倍といわれている。しかし、1000という数字を過信してはならない。1000という数字はこの場合、1000日と置き換えても良い。1000日などわずか3年弱である。毎日とか頻繁にシャンプーやボディーソープで体を洗う人はどうなるのか？　ネズミとは違い、すぐに病気が表面化することは少ないとはいえ、どれほど免疫系が破壊されつつあるかは容易に想像できるだろう。だからいま、きれいな空気の田舎でタバコも吸わなければ酒も飲まないという人にも肺ガン、大腸ガンが、いや、あらゆるガンが増えているのだ。

そしてこれは、シャンプーや体を洗う洗剤に限ったことではない。他にも免疫を落とすものとして、ワインや明太子、ハムやソーセージなどに必ずといっていいほど使われる亜硫酸塩、亜硝酸塩、ソルビン酸、合成着色料も、発ガン性をかなり昔から指摘されている。こちらは経皮でなく経口吸収であるから、処理しきれずに貯めこんだ肝臓が異常をおこす。すなわち肝硬変や肝臓ガンである。肝硬変はウイルスが原因とされているが、一部は事実かもしれないが、全ての原因ではない、という学者も多い。

しかしそれでは食べるものが無くなる……と言う人もいるだろう。今の時代では確かに理想論かもしれない。だが何と言われようともシャンプーと直接体に触れる洗剤類、食べる方では亜硫酸塩だけは妥協できない。毒が強すぎるからだ。また、防腐剤も極力避けたい。2章でご説明するが、これには極めて大きな意味がある。

今一度申し上げる。普通に、常識的に生活しているだけで、体の本来の力、すなわち免疫力を落とすものがこの世にはあふれているのだ。皆が食べているし、多くの人がそうしているのだから……と普通の人はみな無頓着だが、その結果がどうなったか？　今や2人に1人がガンになる時代になった。現実をよくみてほしい、と改めて忠告したい。ほんの30〜40年前までは、ガンになる人など20人に1人だったのだ。全ては体の免疫力を落とした結果なのだ。

ガンを治すうえで免疫の向上は常識である。いかなる人も異論はないであろう。しかるに、免疫を日々落としてどうして病気が治るか？　どうやってガンを治すというのか？　まずは科学的根拠にのっとって、現実はしっかりと見据えねばならない。

私は、この3点で、ガンは必ず治る、と拙著で宣言した。本を読んでくれた方が全国から大勢来訪された。そしてそれは、それなりの成果をあげた。がしかし……。理論上は完璧でも現実には来院する全てのガン患者をガンから解放するというにはほど遠い結果となった。もちろん、完全に治った人も数多くいる。だが、多くの患者は治る前に普通の病院に戻っていった。

ここに、私の誤算があった。というか、現実の難しさ、という苦悩があった。それは……。本人の意志や勇気が続かないのである。先の3つのガン対処における要点は、完璧だと自負している。しかし、いかんせん、「ゆっくり」なのである。徐々に体が力をつけ、免疫力が高まり、ガンに抗する力を獲得していく。しかし早い人で半年、遅い人だと1年も2年もかかる。その間は、検査でも顕著な結果が得られないことが多い。すると大抵、いや殆どの場合、家族が反対を口にし始める。「本当にそれでいいの？　もう止めて病院の言う通りにしようよ！　あなただけの体じゃないのよ！」と。また同時に本人も信念が揺らいでくる。不安や恐れが頭をもたげてくるのだ。人間は弱いものだ。これだ！　と思った信念でも、長期間持続できる人は極めて少ない。家族の反対があれば尚更である。結局はそれで抗がん剤治療へと病院に戻っていく。これが、私のジレンマというか大きな苦悩、誤算であった。

ここに、どうしても心を安定させる、家族を安心させるための、「ガン細胞一括消毒」という手段が必要だった。ただし抗がん剤のように「共死に」ではなく、体の力（免疫力）を一切落とさずに、という条件で、である。薬学の専門家でもない私だが、必死に探し求めたのがそれなのだ。つまり、体が回復し免疫力を上げてくるまでの、短期決戦の手段が必要だったのだ。

もちろんすぐに全部が治らなくてもいい。自分自身（患者）が信じた手段で、ガンが短期間でそれなりに小さくなっていれば、本人も自信をもつ。また家族も文句をいわなくなる。心の安定は必須であるが、自信は免疫力を高める。何故なら、免疫系も自律神経の支配下にあるからである。これはどんな医学関係者でも反論はないだろう。その自律神経は、恐れや不安でバランスを乱し、リラックスや喜び、笑いや高揚感でバランスを取り戻し安定する。免疫の要は自律神経の安定にある。それはすなわち心の安定「安心」に他ならない。

心（意識）は、時間の問題だけでほぼ全ての病気を片付ける力をもつが、ガンは良くも悪くも物質的な反応に左右され易い病気の一つなのである。だから消毒（殺菌法）がとてもよく効く。部位にもよるが、わずかな期間で一網打尽に出来る。

そのようなわけで、短期勝負で決着をつける（結果を出せる）滅菌消毒という手段は極めて重要である。それがまさに、「重曹」なのだ。

ガン治療において、病院で勧める抗がん剤や放射線を選択せず、代替医療を探し求める人は皆、ガンに限っていえば、「現代医療は何かおかしい。こんなのでは根本的に治らないし、却って苦しむかもしれない」と感じている。当然であろう。今や2人に1人がガンになるのだ、誰しも身近にガンを患った人が何人かいて、その人達が病院の指示通りにした結果がどうなったか、みな知っているからである。当然、殆どはロクなものになっていない。

ある医学誌に掲載されたデータがある。現役の医師100人に聞きました。「あなたがガンになった時には抗がん剤は行いますか？　また、放射線療法は選択しますか？」というものである。回答は、99人が抗がん剤はやらない、98人が放射線もやらない、というものだった。実におかしな話だ。というより何とも患者をバカにした話である。しかし……これには理由があって、仕方がないのだ。医師でもない省の役人が作成したものであっても、国という権威の下で発令されたマニュアルである以上、それに従わないと、些細な誤解であっても、遺族の訴えに勝つことは殆ど出来ない。つまり医療裁判では負けるのだ。要するに多額の賠償金を遺族に支払うことになるのである。日本に於いても医学会は縦系の世界だ。スタンドプレーは許されない。仮に個人病院であっても、それを断行する勇気のあるところは殆どないだろう。無理もない。医師とて家族をもつ一人の人間なのだ。

お分かりであろうか。これが、いつまでも怪しげな（毒物性の強い）抗がん剤が処方される理由なのだ。いや、抗がん剤が出される「正体」といってよい。

ただ、最近は「少しマシなもの」「だいぶ無害なもの」と、いろいろと出てきたので、使い方といえば使い方次第ではあるが、しかしまだまだ毒性の強い薬剤を処方する病院は多く、また保険が使えるものは昔ながらの抗ガン剤になる場合が多いから、少なくとも「厳選する」必要がある。しかしこれは事実上のタブーであり、これを医師が口外しようものなら、よってたかって叩かれるのである。

もちろん、イタリアにおいても事情は日本と同様である。どれほど博士が、中傷や妨害により今まで数多くの苦悩をあじわったか、真実を訴えるためにどれだけの苦労があったか理解できるだろう。理不尽な言いがかりで免許剥奪と実刑までくらったのだ。しかし博士は、挫折しなかった。長い長い闘争を勇敢に闘ってこられた。心からの賛辞を贈りたい。

もう一度言おう。ガンは重曹で消えるのだ。早いか遅いかは、人によって違いは勿論ある。また、骨にまで転移しているような場合はなかなか成果が得られず、カテーテルを入れて直接病巣に届けてやっと完治した、という例も博士自身が告白している。それはそうだろう、骨組織の生成は非常にゆっくりとした緩慢なものであるから生体としての反応も遅く、内臓諸器官とは事情が違う。人間の体は、3か月で70％、3年でほぼ100％入れ替わるといわれるが、おおむね事実であると思われる。骨組織はその後者の部類に入る。

重曹を始めとした、いわばガン細胞消毒療法は、反応の早い組織には短期間で功を奏すが、骨や脳など反応の遅いものにはそれなりの時間がかかる。また、膵臓など重曹が届きにくい位置にある臓器も同様である。これらのものには、半年や1年は大きくなりさえしなければよい、という心構えが必要である。無理もないが焦ってはいけない。焦りはそのうち恐れを生む。しかし、時間の問題だけで、ほぼ全てのガンは炭酸水素ナトリウム（重曹）で死ぬのだ。重曹がすぐに届きにくい臓器や組織は、なかなか治らない場合もあるが、経口、腸注、膣注などで直接的に病巣に届けることが出来る胃ガン、食道ガン、十二指腸及び大小腸のガン、直腸ガン、子宮ガンなどは治り易く、10日で知らぬ間に治っていた……という奇跡を見る人も続出することであろう。

ネットの情報は半分以上がデマ（捏造）

「シモンチーニ」や「重曹治療」をネット上で調べると、博士の個人的情報も含めてデマが多い。よく調べもせずに心ない中傷やデタラメを書く者が日本にもいる。信じてはならない。好意的なコメントですら、事実誤認がある。ネットでは現在、博士は刑務所に入っていることになっているが、通訳の小高女史はこの7月と9月に本書の打ち合わせを兼ねてローマのホテルで、ゆっくりと博士と会食をしてきた。

また、重曹治療はインチキだから病院も閉鎖に追い込まれた……とあるが、これも全くのデマで、博士の病院は現在でもイタリア、セルビア、アルゼンチンで精力的に活動を続けている。重曹でガンが治るという事実がバレることを恐れる連中の仕業（書き込み）だろう。

これら日本でのネット上のデマを博士に話すと、「いつもの事です」と笑いながらあっさり言われた。強い人である。どうか読者は、このようなデマに惑わされないでいただきたい。

効果における個人的な差異は勿論あるが、重曹は必ずガンに効くのである。

使用する上での注意点やノウハウはシモンチーニ博士が詳しく解説してくれる。博士が、医師としての人生をかけた渾身の著作、との事である。本書はそれをポイントだけまとめたものだが、代替ガン治療を求める多くの読者にとって、目からウロコの話となろう。

今一度申し上げる。本書は書店でよく見かける、こうすればガンが治るかもよ、治る場合もあるよ、といった曖昧な手引き書ではない。実践さえすれば効果は納得し得る。心（恐れの度合い）や体の衰弱の程度の問題があるから、読者全員が治るとは約束はできない。しかし本書の内容は、まぎれもなくガン治療法の「革命」と申し上げてよいと思う。

尚、シモンチーニ博士は医師らしく重曹の点滴でもって基本療法とされてきたが、本書はあくまで自分で出来る民間療法の立場として重曹をお勧めしたい。日本では点滴（注射）は医療行為にあたり、素人が他人に施すことは違法である。重曹水溶液の点滴は即効性として理想的ではあるが、一般人には難しいし、仮に知り合いの医師に依頼したところで、前述の責任問題という理由から処置してくれる医者はいないだろう。故に、注腸をお勧めする。つまり浣腸のことだが、あくまで自分の意志によって行うガンの全身消毒というわけだ。

飲んだものは必ず肝臓を通すため、重曹はある程度異化（別のものに分解）されてしまうが、注腸は直腸から直接静脈に入り異化されずに全身に及ぶ。飲み薬より座薬のほうがはるかに効くのもそのためだ。注腸は原理としては点滴と同じなのである。ただし、注腸後はしばらくの我慢がいるのと、かつマメに行う必要がある。しかし所詮は浣腸や膣注である。少々のことでは失敗（害悪）というものがない。ただしこの際、少々の痛みや出血を伴う場合がある。体は浄化や回復に向かう時、一時的な痛みや出血が起こる事がよくある。激痛や大量出血の場合はケースバイケースであるが、多少のことは何も問題ないとの事だ。重曹は日本においても薬剤ではなく、「食品添加物」の分類である。安心して気楽にやれば良い。

また、経口（飲むほう）も、胃や腸など消化管のガンと肝臓ガンにはとても有効との事であるから、併用してほしい。

そして、もう一つ私としては、松の葉を適量煎じて飲むことと、ビフィズス菌（乳酸菌）の注腸もお勧めしたい。松の葉は枝に付いている生きたものを頂戴して、5〜10gをブレンダーやミキサーで細かくし、よく噛んで葉ごと飲む。人によっては重曹よりも素晴らしい効果がある（市販の粉末は不可。理由はわからないが、あまり効かない）。

健康な人の大便を注腸すると、現代医学が難病に指定する様々な病気が治る、という最新の報告があるが、腸内細菌の良好なバランスは非常に重要である。大便は細菌のかたまりのようなものであるから、健康な人のそれを移植するという考え方である。実はこれは、日本でも数十年も前から提唱していた専門家が何人もいた。やっと立証され始めたということだ。が、これは殆どの人には抵抗があるだろう。他人の大便だから気味悪いし、そもそも誰が本当に健康なのかがわからない。従って、やはり自分自身の力で腸内細菌のバランスを改善したほうが賢明である。よって、古典的ではあるが、善玉菌の筆頭である乳酸菌が良い。ヨーグルトなどで飲んでも、強烈な胃酸で殆ど死んでしまうので意味がない。だからこれも薄めて時おり注腸する。

ただし有胞子の乳酸菌ならば胃酸で死なずに腸まで届く。これなら注腸はせずに飲むだけですむ。私の知る限りでは、日本でも1社か2社だけ製薬会社が今でも製造している。

便秘によく効くとの声が多いのか、40年近いロングセラーであるからどこの薬局でも買えるだろう。

あとは日光浴。免疫を高めるのに必須なビタミンDは、日の光によって皮下で合成し、活性化される。1日15分でよいから、日光に当たる時間をつくる。これで完全である。


繰り返すが、本書は基本的には「自分で治すガン治療」である。大多数のガン患者に対し、この言葉にウソはない。が、適当に読んで部分的な自己流、というのはいけない。どれも重要な項目である。人は、知識だけでは役に立たない。「智恵」にならないと意味があるものにならない。したがって、情報収集だけの流し読みは厳に慎んでいただきたい。必ず一度は最後まで丁寧にお読みください。そして「実践」をお願いします。それさえ厳守していただければ、きっと素晴らしい結果を得るであろう。ご期待されたい。

読者諸兄の快癒とご健康を心からお祈りします。

第1章

シモンチーニ博士の大発見と成果

外科医として40年に渡るガンとの闘い

本章では早速、医師として40年以上に渡りガンと闘ってきたシモンチーニ博士の軌跡と発見、そしてその成果を見ていこう。

実は本書は、博士の著作の訳本&解説、もしくは共著という形で出版する予定であった。しかし計画を進めていくうちに事情が少し変わってきた。最大の理由は、シモンチーニ博士の著作は大変難しい。手術の仕方や臨験、症例、腫瘍学の理論など学術的なものばかりで、正直いってこれは医師や学者が読むような内容である。博士が優秀な外科医であり学者としても一流であることは理解できても、多くの読者は10ページであきてしまうのではなかろうか。博士はどこのガンであろうと、いかなる形態のガンであろうと治療法を確立して治癒率96%という成果をあげ、実際の症例とともに理論や手法をていねいに説明するが、そんな事よりも私（もしくは身内）のガンはどうするのか？　どうやって治すのか？　と読者に言われそうだ。

そこで、博士から「読者に伝えたいことも、考え方も同じであるから自由にやってくれて良い」と言われたこともあり、なるべく平易にご紹介しよう、という事になった。それが本書である。来春ごろになると思うが、シモンチーニ博士の訳本は訳本として出版を計画している。難しくはあるが、大変ためになる内容であるので、ご希望の読者は今しばらくお待ちいただきたい。

さて、それではシモンチーニ博士のご紹介から始めよう。

博士は1951年生まれのイタリア人で、ローマ大学を卒業後、医師になると大学病院に勤務し、早速ガンに苦しむ患者を目の当たりにすることになる。最初は小児科病棟であったが、小児の入院患者というのは白血病を始め難病の子供たちが多い。いわゆる小児ガンの子たちがとても多いのである。その子たちが薬物投与や放射線治療、化学療法で苦しんで死んでいく姿を見て、博士はすぐに現代医療の矛盾や間違いに気づくことになる。却ってこれらが死を早めているのではないか？　さらに苦しみを増やしているのではないか？　と感じたのだ。ガンとの闘いは、その後四十数年に及ぶことになった。博士（腫瘍学）はまさにガンのスペシャリストなのだ。

シモンチーニ博士は外科医でもあったため、ガンの手術も数多く執刀してきた。そしていつしか気づくことになる。ガンは殆どの場合、その病巣が「白い」のだ。程度の差こそあれ、一様にみな白く変色している。これは、当時有力だった細胞の突然変異説では説明しにくい。できなくはないが、かなり強引な解釈になる。「何かの感染症ではないのか?」と博士は思った。これが後に、博士なりのガンの正体をつきとめる有力な手掛かりになっていくのである。

それは乾癬治療の成功から始まった

ある時、シモンチーニ博士は慢性の皮膚角化疾患である乾癬《かんせん》の治療にあたっていた。乾癬は白色人に多い難病である。先天性素質、つまり遺伝子によるものとされていたが、近年では慢性関節リウマチやクローン病などTh17細胞の何らかの異常と考えられるようになった。Th17細胞とは、T細胞の一種で、免疫系の中心的な役割をになう特殊な細胞であるが、細菌や真菌(カビ)に対する防御に究めて重要な働きをしていることがわかっている。

ガンと水虫と風邪を完全に治すことができれば、間違いなくノーベル賞と言われるが、乾癬もその一つに数えられるという。治療が究めて難しい病気の一つなのだが、偶然と言ったら叱られるだろうか、医師として直感の鋭い博士は、そこに「塩」(塩化ナトリウム)をもってきて、繰り返し乾癬に塗ってみた。すると意外にも簡単に治ってしまうことを発見した。長年乾癬で悩まされた患者が次々と治ってしまう。これだけでもノーベル賞級かもしれないが、手段があの「塩」だから候補にあがらなくても仕方がない。重要なのは、なぜ塩化ナトリウムなのか？　という事である。実は「塩」は強烈な殺菌力を持っている。「塩漬け」という言葉は誰でも知っているが、何かを腐らせないために人類は数千年も前から用いてきた。

野菜を塩漬けにすれば1年でも2年でも平気でもつ。風味が変わっても食べて害のあるものにはならない。腐らないからであるが、なぜ腐らないかは俗に言う雑菌、つまり細菌が繁殖できないからだ。腐化(腐る)というのは細菌によって起こる。空気に触れて腐るというのは事実であるが、正確には空気で活性化された細菌が繁殖し、細胞を分解して起こるのだ。

乾癬が塩で治ることを発見した博士は、今度は水虫に塗ってみた。これも著しい成果を得た。水虫はお酢でも簡単に死んで、通常、1週間もあればとり合えずは治ってしまうが、酢も強い殺菌力を持つからである。

水虫の原因は真菌（カビの一種）であると立証されている。真菌には多数の種類があるが、実は人類は「カビ」というものをほとんど解明できていない。その性質、発生の原因などは未知のままなのだ。ほとんど無害なものと、条件によっては非常にやっかいで煩わしいものがある、という程度の事を知っているだけなのだ。

「ガンは何かの感染症ではないのか？」と、いつのころからか、そう思ってきたシモンチーニ博士は、ガンも消毒（殺菌）という手段が有効ではないか？ と考えたのである。

しかし塩は体内ではすぐに吸収されてしまうため、ガンに届けることはできない。皮膚など表面に直接塗るには有効であるが、内臓には強すぎる。カテーテルで病巣に届けても組織そのものを痛めてしまう。内臓でも外界物に触れることの多い消化管の組織はわりとバリアーがしっかりしているが、それ以外の組織では濃度の濃い塩分には弱いのだ。レバーなど、膜の無い状態の生のお肉に食塩をふりかけると30分ほどでブツブツの斑点ができて変性してしまう。これでは治療に使えない。

「なにか変わりになる別なものは無いか」と博士は必死に探し求めた。苦心の末、得られた答えが「重曹」だったのだ。灯台下暗しとはこのことだろうか……。意外にも、あの台所で使う重曹「炭酸水素ナトリウム」が、ガン巣に著しい効果を示したのだ。

ガンと真菌（カビ）

ここで少々、真菌とはどのようなものかご説明しておこう。むろん先程申した通り、真菌に関してわかっていることは少なく、多くは未知なものであるから現段階で判明している限りに於いてのご説明である。

真菌には、ヒストプラスモシス、クリソスポリウム、クリプトコッカス、パラコクシジオイデス、グラム陽性真菌、そしてアルペルギルス（コウジカビ）に分類される6種の菌属がある。前者の5種は、ほとんど人体には影響を与えないことが知られている。最後のアスペルギルスも通常は害がないとされるが、ある条件が整うと猛威を振るう。その条件とは、生体の免疫力の低下である。

免疫力は、生体の中では非常に微妙なバランスで保たれている。一時的であっても、ストレスが著しく免疫を落とすことは今では広く認識されている。後ほどご紹介する毒素（毒物）は究めて深刻な免疫低下を招く。現代社会に身を置いている以上、いつ何時、外敵と闘う能力を失ってしまっているか知れないのだ。

ここで問題となるのは、最後に述べたアルペルギルスである。アルペルギルスはカンジダ菌の一種、もしくは変型と考えられてきた。カンジダと同種の性質を持つからである。

しかしカンジダもまた、先に述べた通り感染力はそれほど強くは無い。カンジダは体内で常住する菌であり、皮膚表面や消化管、女性の生殖器などに、ごく当たり前に存在する。勢力が小さいなら問題はないし、免疫力が落ちた特定の条件でしか繁殖は出来ない。この免疫系が低下して起こる感染形態を、医学用語では通常「日和見感染」という。弱った体にしか感染しない、という意味である。

ただここで、正確な理解が必要である。ガンはカンジダ（真菌）が原因で発生するのではないという事である。そうでなくてカンジダ感染による結果が、ガンなのだ。わかり易く言うならば、カンジダ菌が化けたものがガンなのである。これもまた、シモンチーニ博士の見解をもとに後ほどご説明するが、ガンはカンジダ菌そのものが原因で発生するのではない。免疫を落とした結果としてカンジダ菌に感染し、ガン化するという事である。同一のように見えるが、全く別なのだ。結核菌のように病原菌自体が強力であるゆえに感染する、というものではなく、あくまで条件がそろった場合において感染するものなのだ。

その条件とは「免疫低下」と「酸性化」「低酸素」「低体温」などの条件がそろったときにのみ、繁殖するのである。ガンは真菌といってよいが、真菌そのものがガンの原因ではない。ここはしっかりとご認識いただきたい。

ガン患者には100%カンジダ菌が多数いる！

ガン患者にはこのカンジダ菌が多数（大量に）に検出されることに気づいた医師や学者たちがいる。R・L・ホプファーは79%、U・カベレは80%、W・T・ヒューズは91%、T・E・キーンは97%の確率でガンとカンジダ菌の関係性を報告している。他にも数多くの研究者が因果関係を報告していた。

この時点ではシモンチーニ博士は、ガンの発生がカンジダ菌（真菌）であるとの確信を得ていた。すでに重曹を使っての治療を次々と始めていたのだ。

博士の見解は次のようなものである。

まず、何らかの要因によって生体（からだ）の免疫力が低下する。次にカンジダ菌が勢力を増す。最初は表面的な、つまり上皮組織にコロニーを形成する。それから様々な器官

（内臓）や結合組織に根を張っていく。そして真菌のコロニーに対処しようとする生体の反応によって腫瘍の形成を拡大していく。

つまりは腫瘍そのものが真菌に対する生体の防衛によって作られていると言うのだ。真菌コロニーを被い、他の組織を保護しようとする、生体の防衛反応と博士は仮説を立てる。ガン細胞は正常細胞と非常によく似ていて、局所的大増殖（細胞の密集）以外は、ほとんど区別がつかないものが多いようだが、この博士の仮説通りなら説明し易い。真菌に感染しているのだから何かがそこにある、というのはわかる。しかしガンとされる肉塊を細かく分析しても、大部分は正常な細胞と区別がつかないのが普通のようだ。部分的には違いがあったとしても、見分けがつかない細胞がほとんどなのだ。真菌を生体内で観察することは、ほぼ不可能である。それゆえ遺伝子による細胞の突然変異説が有力となったのであるが、しかし博士の説で考えるなら当然の事と言える。何故ならそれは、外敵感染という特殊な条件により異常増殖したものの、本質的には「正常な細胞」だからである。

これは大変な発見である。私は医師ではないからよくわからないが、博士の仮説が正しいならノーベル賞、3つものではなかろうか？　そして、この仮説通りだとすると、切り取っても真菌が繁殖し易い体の状況（体質）が変わらなければ意味が無いことになる。同じことの繰り返しになるからだ。これが「再発」と呼ばれるものである。真菌が死ねば、組織は防御反応を起こす必要がなくなり、もちろん再発もない。生体には常に元に戻ろうとする修復本能があるから、原因がなくなれば既に増殖した組織も大抵の場合は急速に元に戻っていくのである（博士の講演記録を参照下さい）。

いずれにせよ、ガンが真菌と仮定して行った博士の治療法は、ほぼ全てのガンに有効であり、数多くのガン患者を救ったことは事実であるからには「ガンは真菌」と言ってよさそうである。

カンジダと同じ治療では効果がない

しかし当初は博士も苦労の連続であった。ガンをカンジダと仮定して様々な抗真菌薬を試してみたが、失敗続きだった。カンジダ症の治療には主にビタミン剤と乳酸菌の摂取、それから抗真菌薬の服用や塗布が有効とされるが、ほとんど効果を見なかったのである。腫瘍が初期の段階である場合に限り、アゾールやアムホテリシン（抗真菌薬）の静脈注入で効果を得たが、他はほぼ無効であった。後に判明したところによると、硬く固まった真菌コロニーに最初のうちは有効だが、投与後すぐに耐性してしまうのである。

博士の観察によると、真菌は薬剤に応じてすぐにその遺伝子構造が変化してしまうのだ。つまり、ちょっとやそっとの薬では順応に自分を変化させて適応してしまうのである。変化身とはこのことだ。初めのうちは確かに抗真菌薬も有効であるらしい。しかし薬種に応じて次々と対応して変化されてしまうのでは、薬そのものの意味が無くなる。無くなるどころか、逆にバージョンアップしてしまうのだ。モンスター化と言っても良いかもしれない。抗がん剤がちっとも解決にならないという大きな理由の一つがこれであろう。

もちろん薬の全てが無駄であるという意味ではない。おそらく根本的な解決になる「何か」はあるであろうが、長年ガンと向き合ったシモンチーニ博士ですら、それがなかなか見つからなかったのだ。

重曹でガンが消えた！　殺菌力とアルカリが功を奏す

ある日のことだった、博士は赤ちゃんの咽頭カンジダが炭酸水素ナトリウム（重曹）で手っ取り早く治せることを思い出した。通常、母乳の異常で起こる感染症だが、重曹を少量飲ますと3〜4日で完治してしまうのだ。そこで博士はこの重曹を応用してのガン治療を考えついた。

重曹は塩化ナトリウムを電気分解して得られた水酸化ナトリウムに二酸化炭素を加えて作られるが、一般の人々にもなじみの深い薬剤（日本での分類は食品添加物）である。重炭酸ナトリウムとか重炭酸ソーダと俗称で呼ばれることもあるが、強いアルカリpHを示す。真菌は塩（塩化ナトリウム）に弱いことは前述したが、アルカリにも脆弱なのだ。重曹はカンジダにとっては強い毒素ということになり、変化自在に自分の構造を編成し得る真菌に対しても長期間効力を維持できるのだ。つまり、真菌の変身スピードと薬の無毒化能力を上回る堅固さと殺菌作用を重曹はもっていたのである。

とはいえ、真菌の生命力は侮り難く、強靭である。一朝一夕に数日で消毒完了、ガン消滅というわけにはいかない。しかし博士の考案した方法で、ほとんどのガンが消えることは前にも述べた通りである。ただし博士は医師であるので静脈に注入（点滴）による手法が多く、序章でも述べた通り素人には出来ないものである。従って本書は、経口や浣腸で重曹が届けられる口頭から直腸に至るまでのいわゆる消化管のガンと、膣注入できる子宮ガンに的をしぼっているが、他のガンには全く無効かといえばそうではない。ただ、それらのものは早期の成果は期待できないものが多いというだけだ。何度も申し上げるようだが、ガン（真菌）はアルカリ性を非常に嫌う。というより生体がアルカリ状態では生息できないのだ。ならばまずは体をアルカリ化しようという発想に誰でもなると思うが、これは完全に正解だ。ガンと宣告されてから生の玉ねぎを毎日大量に食べたら、いつの間にかガンが消えていた、という人を私は何人か知っているが、玉ねぎはアルカリ食品の代表格である。むろん、そういう人もいる、という話ではあるが、ちゃんと調べればこのような人はかなり多いのではないだろうか。他にも無農薬野菜をせっせと食べていたら治っていた、という人も多く聞くが、これにはアルカリだけでなく明確な科学的根拠がある。次章で詳しくご紹介するが、これは本当に有効である。野菜も果物もほとんどは弱アルカリ食品である。もちろん、本書の主役である重曹もアルカリ性であり、殺菌力が強力であるから重要性を持つものなのだが、直接ガン巣に届けられないからといって決して無意味なものではない。あくまで、時間がかかる、という話である。少々オーバーな言い方かもしれないが、体を急速にアルカリ化にすれば、とりあえず理論上はガンの増殖は止まるのだ。勿論、条件があるからそれは本書でお伝えしていくが、増殖が抑えられれば、そこから先は心に余裕をもって免疫力を高めていけば良いわけである。そのコツ（ポイント）もご紹介していく。

ただしここで、1つ重要な注意点をお伝えしておく。

どんなものにもバランスというものがある。極端なアルカリ状態も健康に良くない。ガンが好む酸性に傾き過ぎても勿論いけないが、どちらも極端になると健康を損ねることは科学的に立証されている。野菜や果物など自然の食品であれば問題ない。強すぎるアルカリ性というわけではないし、かなりの好物であろうと、さほど美味しくなくなる、という形で自然とバランスがとれる。野菜ジュースや青汁などを宿題的に毎日多量に飲むという人以外、滅多なことでは摂り過ぎということはない。しかし重曹など人工のものは常飲はよろしくない。ガンになった時など、急速にアルカリ化せねばならない特殊な状況に際しては便利なものであるが、ガンの予防として日ごろからサプリメントの如く飲用するのは厳につつしんでほしい。何にしてもバランスは重要だ、極端なものは良くない。ガンが治ったら重曹もやめる。これさえしっかり認識いただければ、重曹はとても有益なものである。

本書はガンを治すための手引き書である。何が何でもガンを治さなくてはならない、という方が読む本である。その意味では、「とにかく体をアルカリに！」は間違いではない。そして実際そうしてほしい。ただ、治った後の認識だけは必要な事をあらかじめ申し添えておきたい。

では、もう一度申し上げておく。ガンは「どんな体にでも生育できるものではない、酸性化した体にしか居座ることは出来ない」。酸化は免疫低下に直結する。これこそが、ガンを対処する上での急所である。真菌が怖いのではない。真菌の勢力拡大を許してしまう「体の状態」こそが問題なのである。つまり酸化のことだが、ここが、最大のポイントである。

化学療法が酸化を招く

そこで、問題となるのが抗がん剤を始めとする化学療法である。薬物投与というのは体を酸性化することがわかっている。生薬と呼ばれる天然のものは別だ。これは逆にアルカリ性だが、人工で造り出した薬剤は、ほぼ全て酸性である。確かに一時的には、あるいは一定期間はガンを殺す。しかし前述の通り真菌の方が耐性してしまうし、毒作用が強いから体へのダメージが大きく、尚かつ酸性に導いてしまう。これで、なぜ抗がん剤が効かないか？　という理由がおわかりであろう。また、抗がん剤をやりながらでは何をやっても効果なし、という人が多い理由もご理解いただけると思う。

これは明確な科学的根拠のある話であるから、むろん医師も知っているのだ。だからこそ自分がガンになった時は抗がん剤はやらないと現役の医師の99％が答えるのだ。それなのに何十年もの間、いつまでもいつまでも現場ではやらせている。本当にガンを治そうと思っているのか？　と私は言いたい。医師に対してではない。「現代医療」というシステムに、である。

シモンチーニ博士の処法

このあたりで、シモンチーニ博士が重曹をどのように利用したかご紹介しておこう。重曹は適量であれば基本的に無害であるから、それほど厳密でなくて良いらしいが、概して、静脈から点滴注入する場合は、5％の炭酸水素ナトリウム水溶液500ccを1回の限度とする。上限を8・4％で500ccまでとすれば無害であることが確認された。これを6日間続け、次の6日間は中断（休止）もしくはビタミンCの投与。これを4〜6サイクル行うと殆どのガンは消滅するという。部位やコロニー（ガン巣）の状態にもよるが、通常は3〜4日で退行を始め、5〜6日でコロニーは崩壊するとの事である。4サイクル続けるのはダメ押しの意味もあるようだが、状況によってはそれくらい必要な場合もあるそうだ。洗浄として使う場合は、20％の水溶液を使う。飲料や注腸の際も、この程度の濃度で良いそうだ。

尚、この方法によれば、副作用はほとんど確認されない。わずかな人が一時的な疲労やのどの渇きを覚える程度である。博士は過去30年以上に渡り重曹治療を行ってきたが、糖尿、心疾患、呼吸器障害、高血圧、各種中毒症、肝障害、妊娠など、特別な事情（状況）を抱えていても何ら問題は起こらなかったという事である。ただし体が治っていく過程では微妙な変動現象が起こることもあり、少々の痛みや発熱が起こる場合がある。これは副作用というより、修理（回復）に伴う一時的な体の過敏反応である。前著で詳しく述べたので理論までには触れないが、治る過程ではよくあることだ。痛みや発熱など子供や青年にもある。心配しないことだ。

進化する重曹治療

シモンチーニ博士が治療した患者は数千人に及ぶが、一つ例をご紹介しておこう。博士が重曹治療に目をつけ始めた初期のころの患者である。11歳の少年であったが白血病を患っていた。シシリー島の小さな町から移送されて、午前中に博士の病院に到着したが、ローマに運ばれるまでの15日間、全く言葉も話せない状態で、母親は「もう一度、この子と話をしたい」と博士に必死に懇願した。シモンチーニ博士は真菌コロニーが脳に転移し、化学療法の為に毒が全身に及び、昏睡状態であることを告げた。非常に危険な状態であることを説明したうえで、しかし重曹で真菌コロニーを破壊しつつ、酵素のグルコースホスファターゼを脳に送ることで解毒すれば望みはあると伝えた。博士は重曹による殺菌療法を早速始めたのだった。その日のうちに効果は現れ始めた。驚くことに、わずか1日で少年は意識を取り戻し、カタコトながらではあったが泣きながら看病する母親に話しかけはじめたのだ。その後、少年はみるみる回復し、遂には完治して退院していった。

この体験はシモンチーニ博士に自信をもたらした。その後、重曹療法で次々と治っていく患者をみて、博士の自信は不動のものになっていった。

「ガンは真菌だ！　間違いない」

これが博士の結論であった。真菌は炭酸水素ナトリウムに大変弱いと何度も申しあげたが、博士は長年の経験から「いかに合理的に、そしてコロニー破壊に必要な容量の炭酸水素ナトリウムをガン巣に届けるか」という事に焦点をしぼっていた。重曹を届けることさえ出来れば、ガンは治る、との絶対の自信があったからだ。

しかし、それが難しい場合も多々あるのは事実であった。腎臓や膵臓などがそれである。また脳や骨の転移もやっかいだ。初期のものなら……日本でわかり易く言えば、ステージ1とか2のものなら経口や注腸で対処して様子を見ることもできようが、博士のもとを訪れる患者は、どこもダメで最後の頼みという重篤患者が多かったのだ。したがって早急に結果を出さねば死なせてしまう。博士は苦心した。そしてネットやコンベンションで知り合った医師や学者に知恵を仰いだ。ほどなくしてアイデアが次々と出てきた。難しい場所でもカテーテルを入れて直接病巣に送り込む方法、動脈に造影剤を入れて、X線で視覚化しながら、腫瘍に栄養を送る動脈を特定し、そこに細いカテーテルを入れて重曹を送り込むことによってコロニーを破壊する法など、様々な手法が開発されていった。脳腫瘍に対しては、頸動脈からの選択的動脈造影という手段によって、無痛で手術をすることなくコロニーに届ける方法を編み出した。博士の熱意と専門家の知恵によって、ほぼ全てのガンが治療可能になったのだった。ただし、わずかな例外がある。脊椎（背骨）に転移するガンだ。これには短期決着というわけにはいかない。しかしごく少数の例外を除いては、ほぼ全てのガンを克服することに成功したのである。

嫌がらせや中傷が始まる

このころには、シモンチーニ博士に賛同する医師や学者も増えていた。やってみれば実際に効果があるのだから当然と言えば当然である。しかし……。イタリア衛生局は再々に渡り、重曹治療を行わないよう博士に勧告するようになった。テレビを始めとするメディアも、科学的根拠のない全くのデタラメと繰り返し嘲笑した。

ネットでもデマが多くなった。詐欺師だ、インチキだ、犯罪者だと執拗に悪質な書き込みが繰り返された。苦しむガン患者を救いたいだけなのに……。博士は世間の笑い者にされてしまったのだ。そうまでして抗がん剤を売りたいか！　と言いたいが、博士に好意的であった医師や学者たちも及び腰になり、博士と距離を置き始めたのだ。人間は臆病なものである。人はそんなものかもしれない……。しかし、博士は孤立無援になりながらも真実を訴えるのをやめなかった。苦悩の連続の三十余年であったであろう。

ここで今一度申し上げさせていただきたい。シモンチーニ博士へ、心からの敬意と賛辞を贈りたいと思う。

本書はシモンチーニ博士が提唱した重曹治療を、自分で即実行できるガン療法としてご紹介することが目的である。従って、この1章は特に重要であることに違いないが、2章以降もガン対処には絶対に欠かせないどれも大事なものだ。どうしてもページがかさんでしまう。しかし私は、本書はダラダラと長くなってはならない、と心に決めていた。短かければ短かいほど良い本になると思っていた。本当に大事な急処と要点だけを簡潔に紹介する方が、読者の為になるに決まっているからだ。あまり長いと何がポイントなのかわかり難くなるし、集中力も続かない。本来はシモンチーニ博士の治療実例を多数紹介して重曹治療というものに理解を深めていただくべきところだが、先に申した通り、それは博士の訳本に回したいと思う。

本章の最後に、シモンチーニ博士が講演会で解説する際、中心となる内容をまとめたものがあるので、ご紹介させていただく。手術（ガン洗浄）の画像をお見せ出来ないのが残念であるが、博士の言わんとすることは、よくおわかりになる事と思う。

シモンチーニ博士の手術デモによる「講演記録」

シモンチーニ

こんにちは。私は腫瘍学者のトゥリオ・シモンチーニです。

今日は、皆様に……私達のガンの研究結果をお伝えしたいと思います。

質問者

長年、この分野の研究をなさっておられますね。どんな成果が得られましたか？

シモンチーニ

長い間に及ぶ研究の結果、結論は、ガンは感染症であり……真菌による感染だということです。

ガン発生の原因の深くに、遺伝子要素が絡んでいるとは想像もつきませんでした（真菌の一部やウイルスは細胞に入り込み遺伝子を変異させる）。私は、この結論に至りました。

そして、長年に渡る治療の成功例が、私の理論が正しいことを証明しています。ガンは真菌によって発生します。様々なタイプのカンジダ菌が原因なのです。

質問者

では、主流といわれる多くの腫瘍学者が言う、腫瘍は細胞の突然変異（異常分裂）によって起こるのではなく、単に真菌による感染だとおっしゃるのですか？

シモンチーニ

その通りです。私は乾癬が真菌によるもので、カンジダによって発症することを発見しました。そして、ガンも同じ原因で起こるのではないか？　と考えたのです。

細胞の突然変異はもう１００年も続いている説ですが、科学的根拠があるわけではなく、証明はされていません。

その一方で……ガンに対する間違った認識による影響は大きく、世界中で毎年８５０万人もの人が亡くなっています。現代医療は、未だにガンとは何か正確に知らないのです。

このことが、一番の問題と言えます。ガンの研究は１００年も続いているのに、本当の原因は不明のままなのです。

……今は医師だけでなく、多くの人が腫瘍（ガン）について見解を述べていますが……実際に「ガン」を見たことがありますか？

実際にどんな様子だか見てみることで理解が深まると思うので、映像を見ながら、このテーマについて話を進めることに致しましょう。

――ビデオ映像が映し出される

これは大腸を内視鏡で見たものです。（左端画面を指しながら）ここに日付がありますね（4月26日）。

（中央を指しながら）この塊が腫瘍で、大腸の内壁全体に及び、腸閉塞を起こしています。（肉塊を指しながら）これがガンの増殖で、あきらかに赤くなっています。異常に赤くなるのは病変に対する組織的な反応の最終段階です。

これを洗浄してみましょう。

洗浄しているのは普通の水です。……少しずつ白色の真菌のコロニーが現れてきます。……おわかりでしょうか……。真菌の侵襲がはっきりと見えます。

また、真菌に対し、どのように組織が反応するかが見られます。その結果として、完全に腸管をふさぎ、閉塞を起こしているのです。

よく見ると、どこもかもが、白い塊になっているのが見えます。真菌のコロニーです。内視鏡でさらに見ていくと……（白い斑点状の塊を指しながら）ここにも沢山のコロニーが形成されているのが見えます。

濃度20％の炭酸水素ナトリウム溶液を用いた（洗浄）療法を２００2年4月に発表しました。１ℓの水に対して２００ｇの炭酸水素ナトリウムを溶かしたものです（映像を指しながら）。それを使って、このコロニーの洗浄を続けています。

（画像の腸管中央を指しながら）翌日の4月27日に腸管が開いてきた事が認められます。……

またその翌日には、その開放部分が更に大きく開口しているのがわかります。……ガン塊は縮小して、腸管の空洞が再び開きました。
腫瘍はこの白色のコロニーが原因で出来たことを覚えておいて下さい。

質問者
ということは、細胞の異常分裂は、腫瘍とは全く無関係と言うのですか？

シモンチーニ
細胞の異常分裂（突然変異）は、単なる神話です。しっかりとした研究による根拠のあるものでなく、仮説に過ぎません。
もう一度ガンの増殖がどのようなものか確かめる為に、次の例を、気管支鏡で気管支を見てみましょう。

――気管支の映像が映し出される

気管から気管支に入ります。ここで気管が分岐します。ゆっくり進んでいくと、ガンの様子が見られます。この症例は腺ガンです。気管支鏡の挿入による反応で患者が咳をしています（画像が少し揺れる）。

ここでも白い塊が見えますね。

さらにここにも白い塊があります。気管支の中に白い塊が4つ見えます。私なりの定義で言うなら、ガン（真菌コロニー）は必ず白いのです。

もう1つ白い塊の付着した気管支が見えます。更に進むと、もっと色が明らかになります。見てください、これらのものが、気管支鏡で見た全貌です。この映像は、炭酸水素ナトリウムを使って4回の治療を行ったうちの途中で撮りました。

ここにも1つの白い塊が見えますが、気管支の主管と分岐する部分です……。4回の炭酸水素ナトリウムによる治療が全て終わった後、白色の腫瘍が見えなくなりました。消滅したのです。

私の著書『ガンは真菌』にも記述しておきました。しかし、この映像の方がよくわかるでしょう。

この使っている溶液は、やはり炭酸水素ナトリウムです。気管支にあった白い塊（コロニー）が全て消えました。4回の治療で完全に消滅したのです。

たったの4回洗浄しただけですよ。

真菌コロニーを小さくするためには、通常3回から4回は必要ですが……4〜5回行うとコロニーは崩壊してしまいます。この場合、4回の洗浄だけで完全に消滅しました。

それでは他の映像を見てみましょう。次は胸腔鏡で、胸腔を見ていくことにします。

――胸腔の映像が映し出される

胸腔が真白です。……ここでも腫瘍は白色です。中央の塊を見てください。まるで天井にある電灯のような白さでしょう！

医師たちの間ですら、ここまで白い塊を見ることは多くありません。しかし見逃すこともあります。ていねいに検証することが大切です。

色に注視してください。1週間後には内視鏡で結果がわかるはずです（治療法の説明をしている）。

胸腔が赤みを取り戻してきました。本来の赤みです。すべてがキレイに完治しました。

この部分は腫瘍でなく、繊維質です。治療を行ったことによる組織の反応です。さて、別のポイントから胸腔に入ります。すべて、きれいな赤色をしています。炭酸水素ナトリウムにより白い部分が消えてしまいました。ガンコロニーはいつも白い色なのです。

胸腔鏡の映像の後は、消化管の内視鏡から見ていきます。これがその映像です。

——消化管が映し出される

胃ガンの患者の胃の内壁です。

ここに白い塊が見えますね。

北イタリアの同僚の医師が言っておりました。胃の腫瘍にカンジダ菌があればガンと診断する、と。

（洗浄して、きれいになった胃の内壁を指しながら）これも炭酸水素ナトリウムできれいに治りました。

さて、同様に白い塊は、他の生物の世界でも見られます。

これはBBCの映像ですが、蟻が真菌の胞子に攻撃されています。蟻の脳を胞子が突き破るのです。そして蟻は神経が冒され、大混乱して、しばらくして死んでしまいます。よく見てください。またほかの蟻に胞子が貫通していますね。他の蟻が外に運び出しています。蟻のコロニー全体の存続にとって危険だからです。

これは映画のようですね……（ホラー映画のように蟻の頭から、だんだん白い芽が出てきて蟻自身の体長よりも長くなる）。

質問者

何が原因でこの蟻は死ぬのですか？

シモンチーニ

胞子の茎が蟻の脳を突き抜けて頭からのびてくるのが見えるでしょう。ここまでにだいたい3週間ほどかかります。この先も、この危険な胞子は成長を続け、他の虫にも感染していくのです。見えるでしょう？　そして例の白い塊も。

質問者

人類を攻撃するのはいつもカンジダ菌ですか？　それとも他の菌もあるのですか？

シモンチーニ

人の体に腫瘍をもたらす真菌はカンジダです。

そしてカンジダ菌以外の菌も全て仲間と言えます。

人体を脅す真菌には、２〜５％の違いはありますが、同じ遺伝子の構造でなければなりません。組織の違いによって変化はありますが、人に腫瘍（ガン）をもたらすのはいつもカンジダなのです。

質問者

真菌の感染については以前から知られていました。なぜ今までわからなかったのですか？　どうして誰も気づかなかったのでしょう？

シモンチーニ

カンジダ菌はガン患者には必ず見られます。症例からは97％から98％の確率で検出されています。

私の研究では、例外なくカンジダ菌の存在を見出します。

これは、正しく解釈することが大切です。まず、ガンが先でカンジダが後に続くというのは間違いです。私の検証による見解では、先にカンジダがあって、（条件によって勢力をふるい）組織に侵入して腫瘍を引き起こすのです。

カンジダ菌は常に存在しているのです。ここで重要なのは正確な認識です。

質問者

では、多くの人が研究している様々な努力や仮説は、どう思いますか？

シモンチーニ

組織学の分野で、医学的に言うと、組織がどのようにして真菌の攻撃から身を守るのか、という事だけです。仮に真菌が組織を食らうとしたら、組織は自らの細胞を増殖することで対抗します。例えば肝臓にカンジダがあれば、ガン種の腫瘍が形成されます。脳であれば神経膠芽腫となります。気管支なら中皮腫となります（広義の意味では腫瘍は細胞の異常分裂という事になるが、従来の説のように、感染要因のない細胞の突然変異ではない、という意味）。防衛システムが働いているのです。ここが問題の本質です。ガンの研究における本質なのです。

質問者

しかし、広く認識されている遺伝子の問題によって起こる細胞の異常分裂とはどう関わっているのですか？

シモンチーニ

私の研究では、それは存在しません。

この場合の細胞の異常分裂は、真菌の攻撃という極度のストレスの中で、組織が対抗するために起こる必要な処置なのです。

ガンや腫瘍とは関係ない例でそれを考えてみましょう。例えば、誰かがトレーニングで極度に腕の筋肉を使ったとします。その結果、その部分の筋肉だけ腫れ上げることは誰もが知っていますね。つまり、疲労が要因となって組織が自己防衛のために大きくなったことは疑いの余地がありません（炎症の場合も、炎症自体が自己防衛という説が有力である）。つまり、真菌の攻撃に対し、細胞が増殖して組織が大きくなるのです。細胞が分裂して侵略に対抗するわけです。しかし、それ自体が「ガン」ではないのです（ガンとされる肉塊自体が、いわゆるガンでは無いという意味）。

質問者

あなたの発見は今までのガン研究の原則とは全く対立するものですね。今後、何を提案されますか？　あなたの解決方法はありますか？

シモンチーニ

もちろん、真菌コロニーを破壊することです。それが原因だからです。しかし、従来の医薬品では駄目です。真菌の攻撃に効果的に対処できる新しい薬が開発されると信じていますが（ガンの正体が真菌ということを念頭において開発せねば同じことの繰り返しで）、それは医薬品業界の問題です。この問題の解決の鍵は新薬（医薬品業界）です。

現段階に於いては、真菌に対抗する最も有効な手段は、炭酸水素ナトリウムです。適量を守り、組織のできるだけ奥深くに注入して、真菌コロニーと直接的な接触が出来るようにすることです。先にお見せした、胸腔や気管支のようにです。ガンコロニーと直接の接触が（素早く治すためには）重要です。

この手段は、とても重要だと思います。１００年もの間、研究を費やしてきたのに、解決できていないからです。毎年８００万人以上の人がガンで死んでいます。様々な実験が繰り返され、３～４か月には一回、速報が届きますが、何一つ成果に結びついていません。もう、この問題は解決されなければならないのです。

そして、変革をおこせるのは医師でしょう。医師は何が問題なのかよく知っています。今までのガンの研究の全てが、大きな失敗であった事は、よく知っているのです。多くの医師は、研究プロジェクト自体が、偽り（誤り）であったことも知っています。医師や学者たちは、１００年経っても何も達成していない事実を認めるべきです。

質問者

68

では、ガン患者には、どのような治療法が最善だと思いますか？

シモンチーニ

私自身、炭酸水素ナトリウムを真菌に届けることによって、大きな成果をあげていることは事実です。皮膚ガンにはヨードチンキも使います。

私は将来、医薬品業界が、真菌に対する効果的な新薬を開発して市場に提供し、全てのガンが治療できるようになることを願っております。1日に2回、錠剤を飲むだけで、ガンが過去の遺物になることを信じています。しかし最も重要なことは、（新薬を開発する上で）基本が何かをしっかり認識することです。そうでなければ、（ガンが真菌と認識しなければ）効果的な薬は作れません。本当の敵は、（免疫低下によって感染する）「真菌」なのです。

私はこれが、最も重要なポイントだと考えます。

質問者

これは、個々の患者にとって解決策と言えます。それでは社会全体にとっての意義は何だとお考えですか？

シモンチーニ

医師、それから医薬品業界に対して、緊急の要望があります。この病魔と闘える効果的な新薬を見つけるために、両者が手を組まねばならない、という事です。団結しなければなりません。必要な事はそれだけなのに、あまりに多くの事が無駄になっています。医師、医薬品業界、優秀な科学者が、（善意によって）協力しなければなりません。

効果的な新薬を開発してほしいと思います。重要なことは、多くの人の命を奪うこの病気を、皆で協力して克服することにあります。

※カッコ内は著者の補足説明。尚、本講演内容は、アカウントが必要になりますが、YouTubeで約9分の動画が見られます。利益を目的としておらず、真実を伝えたいとの善意からアップされているものとみられます。秀訳なので参考にさせていただきましたが、一部は解釈が異なります。ご了承下さい。

博士のYoutube動画（手術デモ）は是非一度ご覧になることを強くお勧めします。

第2章

「本物の」抗酸化食事療法とは

抗酸化だけではガンには効かない

「ただ酸化を抑えるだけでは効果はない！」

この一言でもって本章としたいと思う。

わずかなページで一つの章としたのは、それだけ重要であるからだ。この章は、学術的に説明すると一冊の本になるほど長い。ならば要点だけをシンプルにまとめたほうが逆に良いように思った。

ガンは酸化した体を好む、だから「抗酸化」がガン治療と予防にはとても大事といわれて久しい。もうかれこれ30年にはなるだろうか。

もちろん事実だろう。確かに体の酸化を抑える食事や処置がガンに有効なのは医師も含めて少し勉強した人なら誰もが認めるところであろう。しかし、それにしてはガンが減らない。むしろ増える一方である。何故だろうか？

一つには先に述べた「心の問題」がある。不安や恐れを抱えながら治る病気は無い。免疫の要である自律神経をバラバラにし、毒性の強い脳内ホルモンを分泌して一気に体の免疫を落としめる。健康に於いては肉体より精神の方が上である。主従関係で言えば、あくまで心が主人で肉体は従者なのだ。

もう一つは3章で詳しく説明するが「身の回りの毒物」である。毒はあらゆるところに存在する。まずは序章でも述べたシャンプーやボディーソープなど界面活性剤が強すぎて瞬時に経皮吸収されてしまう洗剤類。これは本当に猛毒だ。何故にこんなものが規制されずに売られているか不思議に思う。それから食品に添加される化学薬品。食品添加物としてさして害のないものもあるが、多くは発ガン性がかなり昔から報告されている。また、農薬も完全に洗い落とすことは出来ないし、細胞の中に浸透しているものはどうにもならない。更には都会では空気の公害、水道水の汚染と数多くある。水道水には塩素が消毒に使われるが、これは本来、極めて毒性の強い劇薬である。一説によると、戦時中のドイツ軍がユダヤ人を効率よく殺害するために開発した毒物といわれる。原液など飲もうものなら、たちまち死んでしまう。薄めてあれば水道水に使って良いというものだろうか？　毎日の事なのに。

塩素は煮沸すると分解されるが、そのかわり化学反応を起こしてトリハロメタンという有名な発ガン物質に変化し、更にやっかいなものになる。

そしてもう一つは抗がん剤。ガンもそれなりには殺すが、毒が強すぎる。どんな毒でも当然ながら体にダメージを与える。強すぎれば短期間で死ぬか病気になるが、弱くても段々とは影響が現れてくる。毒の摂取と免疫低下は殆どの場合、イコールなのだ。


最初の話に戻るが、これでは「抗酸化療法」も効果がない。つまり、これらによる不利益（害）が、抗酸化の利益を上回ってしまっているのだ。免疫そのものを落とす事をやっていてどうしてガンが治ろうか……。

ここらで、食事療法としての大事な話に入ろう。

「ただの抗酸化ではガンには効かない」のだ。予防には役に立つ。しかし既に出来てしまったガンには力不足なのである。

実は抗酸化物質と呼ばれるものは多数存在する。ビタミンCが代表的なものである。もちろん酵素にもある。しかしビタミンCを大量にとったからといってガンが治ったという話はあまり聞いたことはないだろう。

抗酸化にプラスして、「カビや細菌を抑える働きを持つ成分（栄養素）」が必要なのである。

抗酸化にプラスして「抗カビ・抗細菌」が必須

これが、いま静かなブームになりつつある「サルベストロール」と呼ばれるものである。ほとんど、植物にしか見られない。植物は動くことが出来ず、動物よりはるかに害虫やカビ菌など外敵にさらされる。動物なら動いて追っ払ったり適時に日光浴できるが、植物は根付いたところが運命の環境なのだ。そこで自然の理であろう、外敵に耐性する有効成分を獲得するに至った。土は土自体が殺菌力を持つから土中の野菜などにはあまり見られないが、雨と空気にさらされる地上の野菜と果物にはこれが多いことがわかった。特にストロベリー、ラズベリー、ブルーベリーといったベリー系とリンゴや梨などは多量にサルベストロールを含有する。

このサルベストロールこそが、強力にカビや菌を撃退、抑制することが判明したのだ。

ようやく、人類はガン撲滅の糸口を見出した。やっとの思いで救世主を発見したのである。すなわち、「抗酸化＋抗カビ抗細菌」である！　しかもこれは、ウイルス抑制にも効果が高い。つまり、ほとんどの病気に効力を持つのだ。

だが……ここで重大な問題があるのである。サルベストロールは、農薬を使わない有機の作物にしか見られないのだ。しかも抗ガン性を発揮するには一定の条件があるのである。

それを、次に「農業のあり方」という事に絡めて、お話しすることにしよう。

健康と環境に利する農業革命

序章でもご紹介したが、健康を維持する上で農作物の「質」は大変重要である。従って、農業のあり方はとても大切であり、切っても切れない一体のものであると私は考えている。

昔は、洗剤として使われるものも自然界にあるもので作られていたし、むろん農薬など使用されていなかった。現在は、シャンプーも洗剤も例外なく化学薬品、それも猛毒のものが大量に入っており、農薬は言わずと知れた劇薬殺虫剤である。どちらも著しく健康を害するものであるが、同時に自然環境も破壊する。

天然（自然成分）から作られたものは、流されたあと即時分解が始まるが、今のシャンプー、洗剤類、農薬は土中や河川から海に流されたあと、早くとも数千年、ものによっては10万年も分解されず環境汚染するといわれている。

洗剤会社や化学メーカーのエゴだけを指摘しても仕方あるまい。勿論、農薬を使ってキレイな野菜を売ろうとする農家に文句を言っても仕方がない。彼らとて、やむにやまれない事情あっての事だ。生活がかかっているのだから。

しかし買う人がいるからそれが成り立つ。全ては消費者の意識の問題なのである。ある意味で、先進国の人のほぼ全員が加担している罪悪と言えよう。

確かに、これは難しい問題で、個人が口にするのは恐れ多くすらある。では君は燃料を大量に消費する飛行機には乗らないのか？　ガソリン車は一切使わないのか？　と言われたら何も言えなくなってしまう。

しかし、それでも私としては、出来ることから始めよう、ささやかでも自分に可能な事からやっていこう、という想いと行動は大切であると思う。まして、健康に関することなら尚更に思うのだ。自然の環境を破壊する行為が、そのまま因果応報のように人々の健康を損なう結果を生んでいる事は、まぎれもない事実である。

農薬を大量に使い化学肥料で育てても作物は出来る。しかしそれは自然の調和を著しく欠いたものであり、それがそのまま菌やウイルスに耐性する免疫力を人々から奪うことになった。それが人間の健康維持にどれほどの損失であったかは殆どの人には認識すらない。そのような知識をメディアは伝えようとしないし、医師すら滅多に知らないからだ。

私の家では小さな菜園がありいろいろな野菜を無農薬・無化学肥料で作るが、カボチャなどはカットしても6週間、そのままなら常温で半年近くも保つが、スーパーで買ってきたものは10日で腐り始める。何なのだろう、この違いは！

「奇跡のリンゴ」で有名な木村秋則さんは、長年の苦心の末、無農薬、無化学肥料で完全に自然回帰したリンゴを完成させた。農薬を使わずに売り物になるリンゴは絶対に出来ないというのがリンゴ農家の常識であったが、木村さんはやり遂げた。結論は、土中の微生物が作物に適した状態になるのに少なくとも数年はかかる、という事だった。リンゴ自身が病害に耐えうる酵素を獲得（生成）できるようになるには微生物の力が必要不可欠だったのである。農薬や化学肥料を使うとその生態系が壊される。ひとたび土壌が汚されると、それが元の自然な状態に戻るまでには何年もかかるのだ。その間、木村さんは文字通り苦心に苦心を重ねて模索したのだった。

いったん土壌が自然に戻ると、あまり人が手をかけずにキレイで美味しいリンゴが毎年できるようになった。とても美味しいリンゴということで全国のリンゴファンから注文が殺到しているという。

実に簡単なことだったのだ。要するに自然循環に逆らわない農業にもどれば、病気に丈夫で味の美味しい作物が自然に出来上がるということだ。殺虫剤（農薬）と化学肥料を使うから樹木や作物が病弱になる。だからまた農薬を使う。まさに悪循環農法とはこのことである。リンゴはその一つの例に過ぎない。

敗戦後、農家は嫌々ながらこの農法に切り替えた。農協の説得によるものが大きかったようである。その農協は農林省（現・農水省）の指導を受けていて、農林省はＧＨＱの指令下にあったとされる。確かに、数年はキレイな作物がよく出来た。しかし数年すると農家は病弱な作物しかできない事実に気づき始めた。しかしあとの祭りである。もう簡単には元に戻れない、どんどん農薬と化学肥料の使用が増えていった。それでしか作物が育たず、生計が成り立たないからである。

意図的だったのか！　と私は勘ぐりたくなる。世界の化学メーカーの大ボスはベトナム戦争の枯葉剤で悪名高きモンサントであるが、この悪しき人工農法である限り、毎年莫大な収益をあげられるのだ！　米国では全ての個人農家、零細農家は姿を消した。ほぼ100％がこの大規模人工農業であるし、日本でも個人や小規模農家は生業では殆ど無くなった。

しかし近年になって、人々は〝おかしい〟と気づき始めた。ＥＵ諸国が先駆けて自然回帰農法を導入し始めた。日本も、静かなブームになりつつある。ここが肝要である。消費者の理解が得られれば、つまり買ってくれる人がいるならば、すぐにでも自然農法に切り替えたい農家は潜在的には山ほどいると思うのだ。実際、近頃は数年前より無農薬の農家が増えてきている。むろんしばらくは、3倍とか4倍で買うことになるだろうし、必要なものが必要な時にいつでも手に入るわけではないので、当分は理想論を言うつもりはない。しかし重要性さえ理解できれば高いと思うだろうか？　毎日やまほど食べなさいと言っているわけではない。予防という意味なら少量でも良いのである。本物の有機作物など贅沢品と思っているならばその考えはさっさと捨ててほしい。健康に「必須」な、かけがえのないほどの価値をもっているのだ。そして、貴方一人の意識変革による購買が、農業全体を変えていくのだ。これこそ、一人ひとりが参加する農業革命ではなかろうか？

有機農法という言葉の定義が曖昧であるから、有機作物の全てが良いものというわけではないが、少し体に良いとか安全な食べ物とかいう、そんな話ではないのだ。健康観が根底からひっくり返るほど重要なことなのである。

もう一度言わせていただく。本物の、無農薬・無化学肥料の有機作物は、今のものとは、ガンを含む病気の予防としては、完全に、「まるっきり別もの」なのである。

無農薬にしか見られないサルベストロール

英国人科学者で、ガン治療発見グループのゲリー・ポッター教授とダン・バーク教授の研究によると、ガン細胞は普通の細胞にはない独特のCYP1B1という酵素を持っている。CYP1B1は、自然界の植物の多くに見られるサルベストロールの化学構造を変化させる。この化学変化がサルベストロールをガン（真菌）を殺す物質へと変身させるが、生体には危害を加えない。つまりサルベストロールは、ガン自身が持つ酵素と反応して、正常な細胞には全く無害なまま、強力な抗ガン（抗カビ抗菌）物質に変化するのである。

CYP1B1はガンの種類に関係なくほぼ全てのガン細胞で発現することから、サルベストロールはガンに無敵な有効成分といえるのだ（以上は1997年にダン・バーク博士によって解明され、ハーバード大学でも確認されている）。

しかし農薬がかかると病害を予防するサルベストロールが全く生成されない作物になってしまう。このサルベストロールによって、カビや菌を抑える新たな抗ガン物質が体内で生成される。これこそが、野菜や果物の真価なのだ！

農薬がかかると何故サルベストロールが生成されないのであろうか？　正式には解明されていないが、農薬で害虫や病原菌を排除できるなら、出番がない、つまり生成が必要ないと植物が認識するらしい。人間でも生まれたばかりの赤ちゃんを長期間ずっと完全滅菌の保育器に入れておくと、メレナという血が止まらない病気になるが、原理はこれと似ている。それぞれの成長過程で、環境に合わせて必要なものを必要な時に獲得していくのだ。それが生物の本能なのである。

サルベストロールが有効に働く条件

このサルベストロールの化学反応には、もう一つ重要な要素がある。

現在、使用されている殺虫剤（農薬）や殺菌剤は、CYP1B1に対する強力な遮断剤になるのだ。つまり防御壁になってしまい、サルベストロールとCYP1B1との化学反応を起こらなくさせてしまうのだそうだ。要するに、殺虫剤や農薬、その他の化学物質が、サルベストロールを単なるサルベストロールのままにしてしまい、結果的にカビや真菌（ガン）を守ってしまうのである。この場合、生体内にサルベストロールが多量にあっても意味をなさなくなる。むろん程度問題にはなるが、単体の栄養素や有効成分だけに注視していても役に立たないのである。例えば、サルベストロールを多く含有するイチゴやブルーベリーでジャムやジュースをつくったとする。そこに10日も常温でもつ防腐剤（殺菌剤）を入れたら、抗ガン効果は殆ど無駄になるという事だ。

このように、いくら食事療法などで「体に良い」と言われる事をやっていても、殺虫・殺菌系の化学物質を取り入れながらでは、直接口にする、しないの違いはあるが、その成果は大幅に減じてしまうのである。

この、著名な科学者の主張を次のように言葉を換えて代弁してみたい。

「サルベストロールは、どんなガンをも破壊する最強の抗がん剤と成り得る。ただし経口・経皮に関わらず体内に殺菌系の化学物質を取り入れながらでは役に立たないものとなり、ガン治療には無効である」

農薬や化学物質の排除が、いかに重要であるかおわかりいただけることと思う。


ここで一つ付け加えておくと、ガン予防にはサルベストロール！　と、サプリメントとして販売している会社もあるが、あまりお勧めできない。先に述べた理由も一つであるが、ＳＯＤなどの他の酵素や栄養素と結びついて真価を発揮するからだ。ビタミンＣだけを錠剤で飲んでもあまり役に立たないのと同じである。だから単体抽出サプリメントというのは期待したほど効果は無いし、体に異化同化作用を働かせるという意味でも手抜きをさせることになる。すなわちそれは、分解＆吸引能力を落とすことに他ならない。本物の野菜や果物が手に入りにくい時代に於いて、サプリメントは便利なものではあるが、サプリメントで補うなら抽出ではなく、無農薬で生育された優良食品の圧縮（エキス）で摂取するべきである（ただし化学防腐剤を使わずに）。食材の圧縮的サプリメントなら何も問題は無い。むしろ農業が正常化するまでの間は時代的に理想的な補い方と言えよう。私の知る限り日本では1社か2社だけある。私もまた25年愛用し続けている。しかし本来は、農業が完全に自然回帰すれば、サプリメントなどさほど必要はないのだろうと思う。

最強の抗酸化酵素SOD

SODの話に入ろう。

サルベストロールと同じくらい、場合によってはそれ以上に重要なのが抗酸化酵素である。この酵素の中で最強のものが、総称であるがSODと呼ばれるもので、予防にはSODと今や薬学の常識となった。

体が酸化するからガンになる。ガンに限らず成人病の殆どは体の酸化が原因の一つというのも医学の常識だ。だから酸化を防止する酵素が重要、というより「必須」である。その働きの通り、「抗」酸化酵素と名付けられた。

SODは正式名を、スーパーオキシド・ディスムターゼと言う。実はこのSODは、今から30年ほど前にビタミンCの如くセンセーショナルに世の中に登場していた。少し医学をかじった人なら誰でも知っているほどだった。「これで人類はガンを始め、殆どの病気から解放される！」と期待された。しかし現実にはそうはならなかった。先に述べた心の問題や、身の回りの毒物、病院で処方される薬の乱用など様々な要素が他にもあるからである。しかしSODが健康に大変有益なことには変わりはない。いや、先に述べた通り、「必須条件」である。絶対に必要なものなのだ。条件（農薬問題）さえ整えば、先のサルベストロールと手を組んで、SODはいよいよ本領発揮となるだろう。

ただしこれも、抽出SODは感心しない。これも食材圧縮が望ましい。SODもまた、特定の植物に多く含有する酵素である。

SODをネットで見れば、現在は沢山の商品があるが、人体に吸収出来ない粗悪なものも多い。日本でSODを広めた第一人者は京大の丹羽靱負（耕三）博士であるが、丹羽博士の名前がついているからといって良品とは限らない。丹羽博士は優秀な基礎医学の研究者であるが、実際に製品をつくるには全く別のノウハウや技術と設備がいる。研究理論と製造化は完全な別物だ。製品化するには理論の次は様々な素材の知識がいり、加工するノウハウがいり、そして原料（たいていは生薬と呼ばれる植物）の調達先、その管理と様々な要素があって優良品か粗悪品か決まるのである。丹羽博士がどこまでこれに携わっているか知らないが、単なる名前借しと思えるものも中にはあり、大抵かなりの高額である。

どうか読者は、このようなものにお金をかけたりせず、「本物の」野菜や果物にお金を遣ってほしい。それこそが、農業も医療も全てが悪循環したサイクル（システム）を、逆に全てを好循環サイクルに変える大きな助力と奉仕になるのだ。同時にそれは、貴方の健康に多大な利益をもたらすだろう。

「農業に自然の調和を！」

これが実は、本書のサブテーマとも言うべき、読者諸兄への投げかけ（訴え）と、ご賛同のお願いである。

第3章

毒が免疫力を落とす

毒物が体を破壊する

本書では何度も触れてきたが、身の回りに存在する毒物にはとても注意が必要である。毒物が及ぶのは何もガンだけではない。免疫を落とされるのであらゆる病気に影響する。

本章ではいったんガンから離れ、体の全体に及ぶ影響をみていきたい。まず第一はシャンプーとソープ類といわれる洗剤である。

私の指導室には様々な病気の患者が来るが、とても多いのが生理痛、子宮内膜症、卵巣嚢腫といった婦人科疾患である。これらを患うと、腰痛や酷い脚の冷えという自覚症状になるが、本人は婦人科系が原因と知らずに来る場合も多い。

中日新聞（東京新聞）に掲載された某大手メーカーの独自調査によると、14歳から25歳までの女性の9割が生理痛の経験があり、そのうち4割が勉強に手がつかなくなる時もあるほどだという。私の経験でも、確かに多い。今は生理痛のない子を探すほうが難しい。程度の差こそあれ、10人が10人とも生理痛持ちと言って過言ではない。そして、そのうち1人か2人は子宮内膜症や卵巣炎、卵巣嚢腫に移行し始めている。歌手の宇多田ヒカルさんがチョコレート嚢腫をやったが、現在とてもこれが多い。もうトラブル持ちばかりである。

しかし、私のところに来ている80歳以上の女性に聞くと、10人が10人とも生理痛とはどのようなものか知らないのである。一度も経験がないのだ。だからこれは、完全に文明病、言い換えれば人工病だと私は思っている。

そう言うと、「そんなに体に悪いものが何故売られているの？　まさか、ここは日本ですよ、法治国家ですよ。しかも私が使っているのはトップブランドの大手メーカーですよ。そんなバカな事があるものですか！」と思うのか、ぜんぜん話を聞いてくれない人が中にはいる。なら好きにすれば良いが、ガンを治したい、あるいはなりたくない読者には、どうしても理解していただかなければならない。洗剤メーカーもまた、苦しい事情があるのである。

昭和30年代後半に、合成洗剤が世の中に初めて売り出された時、注意書きに「皮膚には直接触れないようにご使用下さい」と書いてあったのだ。私が子供の頃の話だが、衣類洗剤の横にはゴム手袋が置いてあり、手で触ってはダメよ、と母親に注意された。そのうち計量カップだけになっていたが、いま50代以上の方は覚えている人も多いだろう。合成シャンプーはその後すぐに登場したが、「なるべく頭皮に触れないように洗いましょう」と推奨していた。アホであるか。どうやって洗うのだ？　しかしまあ、当時はメーカーも善良な意識があって、正直だったのである。安く出来て、とても汚れがよく落ちるから、その面では人の役に立つと思ったのだろう。しかし人体には悪いから一応、申し訳程度に注意書きを入れておいた。意味不明であるけれど。それがいつの間にか但し書きが削除されたのだ。いきなり肌荒れが起こったり病気が発症するわけではないからだろう。先の生殖器が壊れるのも、1年や2年では起こらない。人間の体には蓄積というものがあるから、すぐに表面化するわけではない。それで段々とメーカーも安心したのだろう。それに、経皮吸収と病気の関係も今でこそ解明されているが、当時は認識はあまりなく、ましてや生殖器とは無関係と思われていた。それと、昔は今よりも化学物質の使用量（含有量）が少なく、肌のトラブルや病気が表面化するのは何十年もかかったと思われる。だが、時が経つほど化学物質の使用量が増え、また作用も強烈なものへとエスカレートしていった。何故なら、少し変色したり臭いが変わるだけで大げさに騒がれるからだ。そんな社会風潮ではいたみ易い天然の成分など使えたものではない。結果、殆どが石油由来の化学物質を使うことになった。しかし、いったん削除した「注意書き」を復活させるには勇気がいる。どこもそうなのだから……という理屈になったのであろう。

そしてもう1つ、ヘアカラーという現代特有の問題がある。現在のシャンプーにはヘアカラーさえ落とせる強烈な硫酸系界面活性剤や化学物質が大量に入っている。落としたい時にヘアカラーやコーティングも楽に落とせないと、「このシャンプー、全然ダメ！　もうココのメーカー嫌！」と言われてしまうから、それはそれは強烈な洗浄力なのだ。若い子などは1人の不評が10人に及ぶからメーカーも必死だ。口コミを侮ったら大変な目に遭う。

ヘアカラーというのは、ペンキとまでは言わないが、プラモデルに使うラッカーや染色料のようなもの。水性の絵の具とはわけが違う。それを一気に落とすのだからシンナーほど強烈なものでなければ落とせない。だから硫酸系を使う。大抵のシャンプーは水の次に多く含まれるのが、この硫酸系かスルホン酸系界面活性剤である。これでは病気になるのは当たり前である。経皮吸収は経口と違い肝臓を通さない。従って、全く解毒されずに体のどこへでも行ってしまう。経口よりはるかに微量だから目をつぶるなど、とんでもない話である。あのペラペラの薄い一枚の紙も1000枚集まれば電話帳である。日々の累積がどれほど体を蝕んでいるか想像してほしい。10代の若い子が、ほぼ全員生理痛で悩む現実をみればわかるだろう。生理痛はお産とは違う。自然の生理作用とは違うのだ。誰もがそうだからといって、普通の事ではない。皆が異常ということだ。それはすなわち、「病気である」という事に他ならない。

卵の白身が、わずか10秒で白くなる！

最近は、無名なメーカーで、沢山の「無添加・無化学物質・自然派・天然系」と謳う商品が出てきた。大いに結構なことである。だが、本当だろうか……。

ここで貴方は、どれでも良いのでスーパーやドラッグストアで10種類ほどシャンプーを買ってきて実験をしていただきたい。もちろん、それら無添加や自然派と堂々と名乗っているものも含めてだ。液体が透明のものを選んでほしい。

まずは硫酸系、スルホン酸系、ラウレス系のシャンプーで試してもらいたい。まず、卵の黄身と白身を分けて白身だけにする。それからそれらのシャンプーを1回使用分だけ白身に入れてかき混ぜる。するとどうなるか？　透明の液体を入れたはずなのに、わずか10秒で白身が白く濁る。タンパク質が薬剤で焼けて変性したのだ。目玉焼きは白身が熱で焼けて（変性して）白くなるが、これは硫酸やスルホン酸で変性したのである。むろん卵の白身はタンパク質で出来ているが、人間の体は何でできているだろう？　多くはタンパク質である。皮膚組織は卵の白身よりはガードがしっかりしているが、強烈な界面活性剤の場合は簡単に透過してしまう。しかも、そばにある化学物質も引き連れて細胞の中に入ってきてしまうのだ。いかに危険かがわかるであろう。

免疫低下とガンもどき

そしてこれは、細胞が壊れてしまうため様々な形の組織変性を起こす。程度はそれぞれだが、毒は細胞や組織を変性（異形化）させる事は多くの人が知っていよう。ただし皮膚組織は外界から身を守るためにバリヤーが進化している。しかし内臓は無防備なのだ。人間がつくりだした合成界面活性剤なんかが無ければ、その必要は無かったからであろう。ガンはカビ（真菌）であるから、毒が直接ガンの原因になるわけではないが、免疫を著しく低下させる要因にはなるし、何よりも困るのが、これが「ガンもどき」と呼ばれるものになり易い。つまり、よくわからない、特定の難しい「できもの＝組織の変性形態」になってしまうのだ。これをガンと見間違われるケースがかなり多いとみられる。というより、これもガンの一つと見なして（認識して）いると思われる。それもガンとするなら、それはそれでよいが、これには転移は無い。大きくなるとしても極めてゆっくりであり、もし他のところにも出来たら、それは毒素の蓄積による新たな組織変性ということだ。いわゆる本物のガンはカビであるから転移も増殖もケタ違いに早い。通常、100倍はスピードが速い。組織変性なら、毒物排除と食生活に注意して体質が変われば、自然と消えていくものが殆どである。本来はガンと混同すべきものではない。

勿論これら組織変性の原因の全てがシャンプーとソープ類にあるのではない。が、まず第一はこれに気を付けていただきたい。組織変性であっても、ガンと診断されてしまったら大変だ。その日から恐怖に怯え、おそらく言われるまま抗がん剤をやる事になるに違いない。これは大事な部分であるので、終章でもう少し詳しく述べることにしたい。

話をもとに戻そう。消費者の無知からくる、やむなき事情とはいえ、洗剤メーカーや化粧品メーカーには「社会貢献」としての企業バランスをどうしても取り戻していただかなければ困る。次の事実も誠に大きな問題である。

キャリーオーバー

さて、そろそろ実験は完了されたであろうか？　いかがでしたか？　完全無添加、もしくは100％自然派、あるいは純石鹸シャンプー、などなど。

これらのものはどうなりましたか？

……白くなったでしょう？　今まで自分が使っていたものに自信があった人ほど、？？？？と、ハテナマークが3つくらい頭の中にあるのではないかと思う。

「悪いものは入ってない、と聞いてるし、実際に成分表示に記載がない！」と言いたいところだろう。

しかし、現実はそれらもタンパク質が変性して白く濁る。何故だろうか？

簡単な理由である。先と同様、洗い落とす力を消費者が満足するレベルで維持するためには、わずかな例外を除いては、強烈な合成界面活性剤を入れるしか方法が無いのだ。

しかし全成分表示はメーカーの義務である。表示が無いとはどういうわけか？

キャリーオーバーという制度（法律）がある。これは、原材料メーカーなど、下請けの時点で混入したり手を加えられたものに関しては、完成品メーカーが全てを把握することは難しいので、表示の義務を免除する、というものである。つまり、下請けがやったことで、自分ところで使用したわけではない、ということであれば、表示しなくて良い、というものなのだ。

どう思いますか、コレ。私は初めてこれを知った時、文字通り絶句してしまった。これぞザル法の典型である。全成分表示（法律）に何の意味があろうか？　消費者にとっては、何が使われているかを把握するための全成分表示義務ではなかったのか？　こんな制度の下では、却って下請けに何をやらせているのだろう……と疑わざるを得ない。完成品メーカーが下請けの管理が難しくて出来ない、なんてことがあるだろうか？

ただ、完成品メーカーも実はウソは言っていない。「○○は使用してません」と書いてあるからだ。「○○は含まれていません」とは書いていない。従って、本当の事である。含まれていない、と言ったらウソになるが、使用していない、ならウソにはならない。自分の会社では「使用していない」のは事実であろう。だから彼らも正直には言っているのだ（皮肉の意味だが）。

ただし大手メーカーには正直に記載がある。全成分表示にウソはない。体に悪いものは入っているが、ヘアカラーなどを楽に落としたい人もいるから、「表示はしたから用途に応じて自己責任で使ってほしい」というスタンスである。硫酸やスルホン酸系、ラウレス系の合成界面活性剤を隠さず明記してある。従って、キャリーオーバーを使ったゴマカシは無い。しかし前述の通り、毒が強すぎるから消費者自身が賢くならなくてはならない。

このキャリーオーバーを少し掘り下げて見てみよう。

例えば、ここにアロエエキスという原材料があるとする。シャンプーや化粧品によく使われる物だ。アロエは植物であるからエキスであろうと数日で腐る。日本での自前確保はあり得ないから、もちろんドラム缶に入れて大量に中国や東南アジアから輸入するわけだが、船便で常温輸送である。真夏は40度にもなる。わずかでも腐ったら商品にならない。ここで何が起こるか想像できるだろうか？　凄まじい量の防腐剤の添加である。それでも尚、キャリーオーバーという制度によって、「アロエエキス」としか表示はされないのである。トップブランドだけは丸儲けの業界ではあるが、二流以下はどこも経営は苦しい。貴方が社長なら魔が差さないと言い切れるだろうか？　ここで、外国の原料の段階で、洗い落とす力のある強い化学剤を入れとけば、商品は安定するし、「落ちない！」と消費者にも文句を言われないで済む……と、考えないと断言できるだろうか？　しかもそれを表示する義務は無いのだ。最初は、少しだけなら……で始まったには違いなかろう。しかしこれは禁断の誘惑とも言える。当然ながらエスカレートし易い。中小メーカーにとっては魅力があり過ぎる制度なのだ。

無添加という意味

ここで、「無添加」という言葉の意味をご説明しておこう。

無添加とは、むろん添加物が無い、という意味だが、実はこれには明確な定義というものが無い（法の規制がない）。通常は、昔「指定成分」とされていた化学物質のことを指すが、その最終判断はメーカーに委ねられるのである。つまり、何を添加物とするかは、それぞれのメーカーが決めているのだ。要するに、化学物質や体に悪いものが入っていない、という意味では全くないのである。

「ウソだろう……」という声が聞こえてきそうだが、本当の事である。

化学物質は無限に合成できるため、毎年増えていき、現在は数万の種類があるが、旧指定成分は、そのうちわずか150種ほどである。この150種類が使われていなければ、「無添加」ということにしているメーカーが殆どのようである。その数万種類ある化学物質の中には、有害とされた旧指定成分と殆ど同じ成分は沢山あり、いくらでも新たに合成できるそうである。

法の規制が無いから尚更であるが、無添加という言葉は、全く無意味な、単なるイメージ商法と考えて差し支えない。

次に「純石鹸シャンプー」だが、これも同様である。

石鹸の溶血毒性はスルホン酸と同等であるそうだが、分子が大きくて人間の皮膚からは入りにくい。だから本物の天然素材の石鹸なら害はない。しかしこれは天然成分の話であり、それも混ぜものが入っている場合は、話は全く別になる。合成界面活性剤と一緒に、ひとたび体の中に入れれば、たちまち赤血球を破壊し、組織を冒すものになる。

もう1つは「石鹸」という用語に誤解がある。昔は確かに天然由来のものが多かった。しかし現在は、ほぼ100％が化学合成した人工化合物である。工業用も含めて、総称として「石鹸」と呼んでいるのだ。ある一定の条件を満たせば、全て石鹸と呼ぶことができる。石鹸とは、そのような意味の名称なのだ。

合成した石鹸は先のタンパク変性作用を持つ。つまり、かなり毒性は強いのである。

現代に於いては天然成分石鹸などあり得ない。どんなに高価なものでも間違いなく合成石鹸である。天然と言い張るなら、それは販売員も知らないだけだ。石鹸の場合、化学的定義が素人にはわかり難いからメーカーもウヤムヤにし易い。だから大抵、「石鹸素地」とだけ書いてある。これなら天然だろうと合成だろうと工業用だろうと全部ウソではなくなる。もう今は天然石鹸など身近には無い。これは、シャンプーだろうと固形石鹸だろうと同様である。

それに、「純」というのに何故透明の液体なのか？　成分を透明にするには化学薬品がいる。つまりこれも言葉のトリックである。純、というのはあくまでイメージ表記であり、命名には商標権侵害以外に法の規制は無い。要するにこれは、中身を現す意味ではなく、メーカーが付けた、純石鹸シャンプーという名の「商品名」なのである。

石鹸は安全というイメージは、まさに「単なる幻想」である。

防腐剤

次に防腐剤の話に入ろう。

パラベン、という防腐剤はご存知であろうか？　パラベンもまた、石油系から作られる化学物質であるが、猛毒なのだ。しかしその毒性が強いからこそ、長期間に渡り商品が安定するのである。絶対に細菌、カビ、雑菌が繁殖しない。これが、通常、シャンプー、ソープ類、リンス、化粧品などに、500㎖あたり、小さじ2～3杯入っているのが普通だ。私は一度、このパラベンの原紛を耳かき半分くらい舐めてみたことがある。こんな少量なら問題ないだろう……と。そうしたら猛烈に舌と喉が痺れて、1時間くらいヒドイ目に遭った。たった耳かき半分である。いや何ともスゴイ、別の意味で感心してしまった。が、これが毎日の経皮毒になると考えると、心の底から恐ろしくなった。

前の章で、体内に殺虫・殺菌系の化学物質が多量にあるとサルベストロールが、ガン（カビ・細菌）の撃退として働かない、という話をしたが、これは本当に、重大な問題である。もう一度申し上げる。これは仮説というのではなく、著名な科学者（博士）が立証した、ハーバード大でも確認されている「事実」なのである。

何故これほど重要なことが世の中に知らされないのだろうか？　それは本書を最後まで読んでもらえれば、ご理解いただけよう。

防腐剤というと、少ししか入っていないイメージがあると思うが、とんでもない誤解である。そしてその毒性は強烈だ。

だが、ここでもメーカーの事情は窺がえる。真夏は40度近くにもなる環境で、1～2年もの間、変色もしなければ臭いも変わらないという状態を想定して作らねばならないから、有機成分（栄養成分）を入れれば入れるほど大変な防腐剤の量にしなくてはならない。たった一人でも、「変色した！」という人がいたら新聞に載ってしまうから……。「有名ブランドA。シャンプー変色！」と。その1件のトラブルが、どんな劣悪な状況で保存していたかは関係なしにである。しかし理由は何であれ、会社の信用に関わる問題である。絶対にあってはならない事なのだ。防腐剤が過剰になるのも無理はない。だから、メーカーに同情も無くはない。先にも申したが、これは社会風潮が起こした共有の愚かさである。

お気づきの人もいよう。そう、農業と同じ過ちなのだ。

しかし、メーカーにも消費者にも無理のない面があるとはいえ、健康に関わる問題だ。それはそれ、これはこれ、である。病人や半病人の人ばかりになってしまった現実は見なくてはならない。あした病気にならなければ気にしない、無頓着であるというなら、その人にはもう、何も申し上げることはない。ガンはむろん、病気は累積の結果として発症するものなのだ。

化学製剤が及ぼす害悪は一冊の本にしたいくらいだが、こちらも理想論を言うつもりはない。使う物がなくなる……と言われそうだ。しかし、かなりの洗い落とす力を持つ成分も強力な防腐効果を持つ無害な成分も、自然界（天然）の中には存在する。殆どは生薬と呼ばれる植物だが、どうか読者は、これらの自然素材で出来た安全な製品を選んでほしい。コストは少々高くなるが、これもまた健康には変えられない、多大な利益をもたらすものだ。しかし化学防腐剤を使わずに製品をつくるのは至難の技である。本物は滅多に見つけられないだろうが、それなら湯シャン・湯洗いにするべきだ。免疫を落とすことになる毒物の「排除」は必須であり、健康には最も重要な要素の一つなのである。

とにかくは、無添加だの、純石鹸だの、天然由来90％だの、良さそうな「イメージ」だけで手に取らないでほしい。キャリーオーバーを使われたら、どうにもならないが、裏に小さく書いてある成分表示をしっかり見て、『硫酸、スルホン酸、ラウレス、パラベン、フェノキシエタノール、ソルビン酸』このような文字を見つけたら使用すべきではない。

これらの名前は構造基のあり方で、ラウリル硫酸とかアルキル硫酸といったように少しずつ変化するが、作用としては全て同じで、選択する上での一応の知恵にはなるだろう。

しかし、ここでひとつ大きな問題がある。現在は「表示」の仕方がメチャクチャなのである。例えば、ＶＢ１（もしくはＢ１）と表記してあれば、普通はビタミンＢ１のことだと思うが、実はこれが殆どチアミンラウリル硫塩酸のことである。多くのメーカーがこんなデタラメをやっている。しかもこれは、一つの例に過ぎず、似たようなゴマカシが沢山あるのである。本来、こんな危険な化学物質が入らないように規制するのが役所の仕事のはず。中曽根時代に当時の厚生省の担当者は総出で猛反対したと聞くが、現実は現実で、以上は紛れもない事実である。

繰り返し申し上げておく。毒物の排除は必須である。毒性の程度はそれぞれだが、イメージだけの選択は大変危険である。よくよく注意してご選択されたい。

くどい様であるが、単なる読み物としてこの章を終わってはならない。行動に移さず「これを受け流したらガンになる」というほどの認識が必要である。それくらい、重要なことなのだ。繰り返します。これを聞き流したら「貴方もガンの予備群の一人」と言って過言ではないほど、大事な問題なのである。

まだまだ身の回りの毒物に関しては、沢山お伝えしたい事があるが、ページ数の都合上、ここらで本章を終わりたいと思う。前章と同様、短い文面であるが、内容の重要性から一つの章とさせていただいた次第である。

第4章

潜在意識と病気の関係

本章は拙著『医者と薬に頼らない病気の「本当の治し方」』『医者と薬に頼らずに「自分の力」で病気を治す』からの転用ですが、「です・ます」調の方が本来の意図をお伝えし易いため、原文のままとさせていただきました。読者は、少し慣れていただく必要がありますが、ご了承のほどお願い致します。

心と病気

病気とは気の病い、と書きます。気の病いとは、すなわち心の病いです。漢字を生み出した中国四千年の経験をもって、病気とは多くは心の病と見抜いていたのでしょう。医学の祖と呼ばれるヒポクラテスを始め、古来の先人たちは「病気を診る事なかれ、病人を診よ」と言われてきました。すなわち病気になっている人の病状を診るな、病気になっている人の心を診よ、とは言い得て妙なり、です。そう、当院に来る患者で、相性の悪い姑さんと同居などしている場合、様々な病気になってきますが、気功するとしばらくは良くなるが、なかなか根本的には解決しないのです。だから私はこれらの方にいつもこう言うのです。「出来るなら住む部屋を用意してあげて、なるべく早く別居なさい――」と。

心の問題を無視して、医療にたずさわろうとする者は、人間の体を物体としか見ていない素人の人たちと言わざるを得ません。そこまで言うかと貴方はおっしゃるだろうか。少し言い過ぎかもしれませんが、では次の話をご紹介しましょう。それはとても恐い話で、れっきとした現代医学書に報告されている事実です。第二次世界大戦下に於けるナチスのユダヤ人に対する人体実験――。

『ナチスが捕虜として強制収容所に送ったユダヤ人に対し、かくもおぞましい実験を人間に対して行った――。まず捕虜を目かくししてイスに座らせ、縄でグルグルに体をしばりつけて置く。それから腕の血管に注射針を突き刺し、その先にチューブをたらし、バケツにポタッ、ポタッとゆっくり血を抜いていく。その者は1時間から2時間で出血多量でけいれんを起こし死に至る。これをズラリと捕虜を並ばせておいて仲間が死んでいくのを見せる。1人、2人と順々に死んでいく。そしてある者の順番の時、同じように目かくしして注射針を刺したところまで同じだったが、チューブに栓をしてポタッポタッというニセの音だけを耳もとで聴かせた。ところが、実際には血を抜く事はしなかったにもかかわらず、同じように約2時間経過後、突如けいれんを起こし死亡した――』

これは人間の体を物体として考えた時には、この死亡は説明出来ないのです。実際には血は抜いておらず、変わった事と言えば注射針が腕に刺されただけ。要するにこれは恐怖という心によって、俺はもうすぐ死ぬのだという意識（無意識）によって肉体を変化させた。すなわち、心の力というものは、病気どころか命すらも絶つ事の出来るほどのパワーを持っていると言う事が出来ます。肉体に危険とされる因子が何一つ存在しないのに、何故生命維持すら出来なくなってしまうのか。大脳生理学者や心理学者が、あれこれ難しい理屈を並び立て、仮説を立てるのですが、つまるところ、心にはそれだけの力を持っているのだ、という事です。山で遭難すると、恐怖と不安でわずか2日で、胃も肝臓も全く停止状態の機能不全に陥る場合がありますが、これも同じ理屈です。これほど極端なストレスや強烈な暗示（催眠）は日常では存在しないにせよ、しかし普段の小さなストレスの積み重ねが、どれほど健康をそこねているかがうかがえます。

整体法の創始者、故野口晴哉師が精神作用について、おもしろい事を言っております。『この間も、病気がなかなか経過しないで、だんだん重くなり、しまいには歩けなくなってしまった子供がおりました。小児麻痺の経過をたどりだしたのです。父親が困っていましたので、私が見に行きますと、親が一生懸命、心配して看病している。一生懸命に心配するから、子供は親の心配するようになろうとしている。なろうとしているわけではないが、大人の知恵をいつも押しつけているから、〝その利口な大人が心配するのだから自分の病気は悪いに相違ない〟と思う。そして大人が、耳の聞こえなくなることを心配したり、歩けなくなることを心配したりすると、今度はそのようになっていく。歩かないうちに、大人の考えるように自分は歩けないと思い込み、だんだん歩けないのがひどくなりました。

それでは具合が悪いので、私はその子供といろいろ話してみました。話していると、ピストル型のライターをとても欲しがっていることがわかりましたので、翌日、私のピストル型の古いライターを持っていって、「これ、やろうか」と言ったら、喜んで「欲しい」と言う。ところがそのライターで一日中悪戯をしている。お母さんが遠くへ片付けておいたら、それをこっそり取りに行く。動けない筈なのが這って取りに行く。親は食欲がないと心配しているけれど、実際は、お腹が空くと冷蔵庫も開けに行く。とうとうガスライター1つを転機に病気の方を忘れてしまい、今度は悪戯する方に集中してしまった。危ないからお母さんが隠すと、あちこち探し出そうとする。そんなことを繰り返しているうちに、歩くようになってしまいました。お母さんは火事が心配でしょうがないと苦言を言うから、「まあ、歩けなくなるよりはいいじゃないか」と話したのです。』

野口晴哉著「愉気法1」より

また、こんな事もあります。

半身麻痺などで歩けなくなった人に、師は、何の前ぶれもなく、カエルやヘビ、ムカデなどを、突然その人の胸の上にポイと置いて、知らんふりしているのです。すると、立つことが全然出来なかった人が、「ハッ」として起き上がる。それっきり歩けるようになってしまうというのです。それはさぞビックリするでしょう。いきなりヘビやムカデを自分の胸の上に置かれるのですから。

一度びっくりして動いてしまうと、それっきり動けるようになってしまうのです。ただしここで「おや、立てますね」と言って、「本当だ、立てる」「本当だ、歩ける」と本人に言わせる、つまり自覚させる事が大事なのだそうです。それを自分から言わせて、自分の意識の中で、治ったのだと思い込ませないと、また、歩けないようになってしまう。本当に治ったんだと自覚すると、それっきり動けるようになるというのですが、まさか、このような治療法を、常用するわけにはいかないでしょう。もしも効かなかったらどうしますか、これ。まあ、名人野口晴哉ならではの治療です。万一効かなくても、サッサと気功法で治してしまえるからこそ、こういう手抜きが出来るのでしょう。私も機会があれば使ってみたいと思っておりますが、東京では、ヘビやカエルがなかなか手に入りません。それに私には、人にヘビやカエルを投げつける勇気がありません。

人間の精神作用というものは、大変面白いものです。安心しただけで、痛みが無くなったなどという事は、沢山あります。表面の意識では認識されない、本人さえもわかっていない、心の奥底の潜在意識や抑圧が、現代不治と言われる難病の元になっている事は非常に多いのです。

オーストリアの精神科医で、のちに深層心理の大家となったジークムント・フロイト、皆さんも名前はご存知だと思いますが、このフロイトが臨床の中で、次のような患者さんに出会いました。その人は若い女性で、突然下半身不随になって、動けなくなってしまったのです。どこをどう調べても原因不明で、異常もない。しかし本人は非常に苦しんでいる。そこで不思議に思ったフロイトは、精神を安定させて、心の奥を引き出していくカウンセリングを始めたのです。

すると、実はその女性は、お姉さんの旦那さんを好きだったことがわかりました。つまりは許されざる不倫。もっとも許される不倫など無いかもしれませんが、大好きなお姉さんを裏切る苦しみと、どうしようもなく好きになってしまった心とで、非常な葛藤があったのです。これは大変な苦しみです。苦しくて苦しくて仕方がない。それで、この女性は無意識のうちに下半身不随で体が動かなくなってしまった。

つまり、精神的な苦しさのあまり、自分の体を壊した方が楽だということになる。半身不随ほどの大病人になれば、あきらめもつきますから。もちろん、そんなことは、本人もわからない。彼女は自分でも知らないうちに、そういう心の動きになっていたのです。

病気というのは気の病ですから、この女性に限らず、似た例は沢山あります。たとえばお年寄りで、病気になっていた方が都合が良いという場合。病気だとみんながやさしく親切にしてくれるし、注意を向けて自分に気を遣ってくれます。治ってしまえば、また放っておかれ、自分のことは自分でしなければならない。だから、適度に病気になっていた方が心地良いわけです。

これも、本人は自覚しない潜在意識からくることが多い。人によっては知っていてやっているのかもしれませんが。

潜在意識については、私も患者を治療する上で大変難しいものを感じています。私のところにはよく、急にセキが出てきて、喘息になったおばあさんなどが来ます。さて、この人を治療するわけですが、喘息を治す以前に、この人の心の中に何があるかをつかまえなくてはなりません。単純に過労の積み重ねが原因であるとか、肺が弱ったためのものならば、いくらでも治療の仕方はあります。脊髄を整えても良いし、神経反射法を使っても良い。簡単な症状なら、首すじから肩にかけて蒸しタオルで温めるだけでも良い。気功法を使うまでもありません。

しかし、これで治らない場合が時々あります。あらゆる手段を使っても治らない。もう体は整っているはずなのに症状が治まらない。このような場合は、精神的なものがからんでいることが多いのです。この喘息のおばあさんにあらゆる治療をしても治らないなら、この人の頭の中に滞った欲求不満があるのです。家の中で邪魔者扱いされているとか、無視されているとか、誰もかまってくれない、自分に注意を向けてくれないなどです。

このような場合、突然体を壊し「私はここにいるぞ」という自己主張で病気になることが多分にあるものです。ゴホンゴホンとやっていれば、当然みんなが心配してくれますし、気を遣ってくれます。自分に注意を集中してくれます。つまり、わざわざ病気になりたくてなっているのです。しかし、もちろん本人は自覚していません。無意識によるものです。

潜在意識の問題ですから、心の奥深くにそういう欲求がある。病気そのものとしては苦しいのですが、本人すら気づかない心の欲求があるのです。このような場合、私は、病気の原因になっている体の要因を取り除いた後、家族に丁寧に看病することを勧めます。すると看病されているうちに、きれいに治ってしまいます。しばらく親切にされて、愛情を受けて心が満足したからでしょう。欲求不満が解消されたわけです。

これが他人（遠縁の人）だったら、もっと早く治るのです。他人が看病してくれていると、長い間親切にされると「悪い」という気が出てきますから、早く治らなければ……という気持ちが潜在意識を変えるからです。また、わがままが言えないから居心地が悪いというのもあると思います。しかし、あまり欲求不満が溜りすぎて、根性が曲がっている人だと、他人では治らない。家族でしか治らない。それも自分に一番冷たかった人でなければ治らない、といった具合に大変複雑になっていきます。根性が曲がった人は医者もお手上げなのです。もちろん、本人は本当に喘息なのだと思っているのでしょうけれど。

これは喘息に限らず、いろいろな病気として現れます。腰痛や神経痛などがポピュラーですが、ほかにも熱が出たり、下痢になったり便秘になったり、子供などはひきつけになるなど沢山あります。しかし、周囲の人にはっきりわかるように目立たなくてはなりませんから、喘息とか「痛い、痛い」と言える神経痛が多くなるわけです。

……以上で、おおむねおわかりの事と思いますが、人の「心」が病気を作っている事は案外に多いのです。いや、この後のガンの項でも触れるように、心が作っている病気は大変に多く、全く心の問題が関与しない病気は殆どありません。ここで言う「心」とは、潜在意識の事で、普段、自分自身が自覚している表面的意識のことではありません。潜在意識とは無意識のことです。本人自身も自覚していない意識、時に、まさか、と思うほどの自分でも意外な意識であるからこそ「無意識」と言うのです。しかしこれとて自分自身の中にある意識「心」であるのです。大脳生理学上、この無意識が人間の行動パターンの80％を決定すると定説にまでなっているのですから、病気治療を考えるうえで、この問題を無視しては医療は成り立たないという事が出来ます。

無意識というのは本人の勝手な空想、思い込みなどから生じます。例えばテレビなどで、どこかの名誉教授など権威が出てきて、これをするとこうなりますよ、などと聞いたりすると、ああそうなんだ、これをするとこうなるんだと無意識にポンと入り込む。すると本当に食べ物の食べ合わせなどくだらない事で腹を壊したり病気になったりする。本当は食べ合わせなど無いのです。逆に無意識は面と向かって、これはこうなんだ、などと言われても全然入らない、「お前は頭がいいんだぞ」と言われても「もう治ったんだよ」と言われても入らない、そうかなぁ、本当かなぁ、とそれを否定する事を無意識に考える、無意識というものは良い事も悪い事も、どちらも本人が自覚出来ない何気ない状態でポンと入り込むのです。

貴方は将来心臓を悪くする人だなぁ、なんて主治医に何げなく言われたりすると、それが、ああそうなんだと自然にポンと入り込み、長年かけて無意識が働き本当に心臓を悪くする。主治医は、確かこの人には心臓で亡くなったお母さんがいたな、まあせいぜい注意しなさいよ、などという程度で言った事がポンと入ってしまうのです。

これがもし、面と向かって、「貴方は将来心臓が悪くなるよ、いいネ、注意しなさい！」と言われても無意識には入らない。なんでそんな先のこと今から判かるんだ、何が根拠なんだと無意識で反発が起こる。すると反発の空想の方が大きくて入らないのです。だから「お前は頭がいいのよ、勉強しなさい」と言っても効果はない。お母さんもいいかげんあきらめて、ホーッとため息をつきながら背中を向けたまま「お前はバカネ」と言った事がポンと入ってしまう。だからどんな場合も、潜在意識に放り込んでその人を変えようと思ったら、面と向かって言っては効果がないのです。こちらが勝手に納得するように何気なく言う。

さて病気に話をもどしますが、脳梗塞とか、脳いっ血をやって歩行困難になった人が当院にはよく来ますが、私はこんなものも多くはこの無意識の心の問題だと思っています。昔から病院では脳いっ血をやると、その周りの脳細胞が死んで運よく一命をとりとめても、手足が不随になると言われているからです。だからある人がこれをやった時、勝手に空想して結びつけ、それが無意識にポンと入るからです。空想こそが無意識を作り出すのです。

脳細胞というのは1本の線で結ばれているのではなく、インターネットのように網の目のように相互に無数に結びつき連絡し合っています。だから、よほど大きな部分で壊死を起こさなければ、その壊死を起こした部分を迂回してちゃんと情報を伝えられるように出来ているのです。先天的に左脳（あるいは右脳）が死んでいながら生まれてきて、少し障害があるものの、ちゃんと手足が自由に動き、右耳も左耳も聴こえ、目も両目見えるなんて子が沢山いるのです。これらの子の脳をCTスキャンしてみると、なんと片方の脳が普通より5割増しくらいに大きくなり、死んだ片方の脳をすみに追いやり、ちゃんと死んだ脳の役割を生きた片方の脳が果たしているのです。なんと人体とは不思議なものでしょうか……。脳いっ血の後、長年寝たきりの方が、頼る人が死んでしまった後、とたんに自分の事は自分で出来るようになったという人を、私はいく人か知っています。だから私は脳梗塞とか脳いっ血で手足が不全になった人は、よほどのものでない限り、自己暗示（催眠）による心の病気だととらえ、このように言います。「あなたは○○歳だけれど今は普通80歳、長ければ90歳まで生きるわけだから、あと20年以上も家族のお荷物ですかぁ、大変ですなぁ」と。これでかなりの部分が改善する。脳いっ血をやって松葉杖をつきながら足を引きずってやっとの思いで当院に来て、わずか10分の治療後にトコトコ歩いて帰った人もいます。家族のお荷物と言われて、これはいかん、なんとかせねばという無意識の心が働いたからでしょう。ただし少々根性の曲がっている人や、家族に長年冷たくされてきた人などは、無意識で〝仕返し〟と思うのか、なかなか良くならないので、次にまたいろいろ工夫をしますが、今後の治療の事があるので、タネは明かしすぎるとまずいのでこのくらいにしておこうと思います。

ところで私の指導室には、遅刻や連絡の無いキャンセル、そして礼節の無い人はお断りと堂々と貼ってありますが、何故当院がここまで礼節や遅刻等にうるさいかお判りでしょう。私が施術に対して、あらゆる面で真剣になっているのに、体を治す当の本人がレストランや美容室感覚でいられるのは、こちらがやる気を無くしてしまうので困るという事もありますが、それはやはり、人は潜在無意識の中で、ピシッと姿勢と威儀を正して初めて、それを受け入れるようになるのです。その人の無意識が私の治療という事を受け入れてくれるのです。例えば、汚いままのくつ下や素足で施術台に上がるという事は、物事を教えられていない最近の若い子たちなら仕方がないですが、常識をしっかり心得た大人がそれをするのは、やはりその人の無意識の中で、治療や自分の病気を治すという事に対して、その程度としかとらえていないのです。それではやっぱり治るのは遅いのです。この人の潜在意識の中で私や施術はその程度のものであって、要するに壊れた電化製品を人に預けておいて直って返ってくる感覚であり、自分の体という事に対して真剣にとり組んでいないのです。人間の体は機械と違い、新品の部品というものは無いのだから、治すのは本人の意識と自然治癒能力なのです。医者が病気を治すなんておこがましい話で、医者や療術家はあくまでも体を治すために必要な事を指し示し、療術を用いて導いていく、それだけの事なのです。

このようなわけで病気とは、まず「心」の病いと認識をしていただく必要があります。

潰瘍や梗塞など、組織に病理実態のある病気ですら、実はそのもとは「心」である事が大変多いのです。

潜在意識と病気

繰り返しますが、「健康」を考える上で、「心の問題」は本当に重要です。いや、これを無視して健康指導はあり得ない。「健康」は論じられない。鼻血なども、鼻から血が出るという事に気をとられて、不安を感じているうちはなかなか止まらないが、好きなテレビでも見て意識を他事に向けるとすぐに止まってしまいます。熱が出た事も、安心していれば、必要なだけ出ればその後急速に下がってくるのに、発熱という事に気をとられている間はだらだらと微熱が続いたりしてなかなか下がらない。転んでケガしても、心配しているとなかなかくっつかない。体のどこかが痛む時でも、痛みという事に心をとらわれているると、痛みが増したり必要以上に痛んだりして経過が極端に悪い。どんな病気やケガも、「不安」や「恐れ」をかかえながら経過する事は出来ないのです。従って、健康という事を考える上で、まず心が第一、という事になります、心とは、言うまでもなく「意識」の事ですが、体に影響を及ぼす殆どのものは、「潜在意識」です。意志である顕在意識は、肉体とあまり関わりがありません。心の奥底にある本音というか、本人すらも自覚していない深い層にある心の意識（無意識）が体に圧倒的な力をもって影響を与えるのです。例えば、怖くない怖くないと意志（表面的な顕在意識）で思っても、本当は怖いと思っているうちは顔は青くなる。恥ずかしくない恥ずかしくない、と考えても、本当は恥ずかしいと思っているうちは顔は赤くなる。催眠療法が効果のある病気の一番は皮膚病だそうですが、潜在意識というものは、実に様々な病気と関わりがあるのです。それはそうですね、先にお話ししたナチスの捕虜の人体実験の話を思い出してみてください。思い込みというか、恐れというか、心の力で自らの命まで奪ってしまう事が出来るのですから。潜在意識というのはすさまじいエネルギーなのです。これを不安や恐れなど、悪い方向で使ってしまえば病気になるのは当たり前で、健康などになれようはずがありません。

この潜在意識の奥深さは、私も臨床上実体験として様々に見てきました。

潜在意識がこうだと思い込めば必ずそのようになっていく。だからこれを使わない手はない。臨床上私がよく感じるのは、治療中、「これで治ってくれるといいですね」と言うとその通りよく治る人がいます。比較的症状の軽い女性などはよく効くのです。これは私に、手伝ってあげよう、治すのを助けてあげようという、無意識の心理が働くためです。治ってくれるといいですネ、という言葉の裏には私の、お願いしますヨ、という心がくみ取れる。じゃあ、治ってあげようという、心の自発性が出てきて無意識のうちに治そうという心が生じる。生物学的に言えば、信頼を寄せた異性には、条件を問わず共和していくという本能が人にはありますから。ただし、女性の方が少し本能的に強い。あるいは包容力といったものかもしれません。これは女性の美徳で、そういう女性の美点が私も好きです。だから、さほど悪くない人はお願いが功を奏す。しかしこれは、あまり不安やおそれとか、自分は病気なんだという思いこみが強くなるとこれでは効かない。「心配ない、これで治る」などの断定的でなければ治らない。不安や恐れを打ち消す必要があるのです。

これが男性だと更にやっかいになります。男性である場合、私とは同性であるために、様々な心理が働く。だから体は治っているのに治らないということがある。同性には「反発心」というのが潜在意識に必ずある。特に私より少し年上の人、15歳くらいまで上の人はこれが強い。あまり年上になると、私より人生の大先輩であるという余裕があるため、ライバルとして見ていない。特に地位も名誉もある人ほどその傾向が強く、体を治す時は治す時、と割り切って考えている。つまり男として見ていないわけです。もちろん性格にも左右されますが、だいたい20年も年輩になるとそうなってくる。問題は10歳ぐらいまで上の人。20年ほど前に、こんな人がいました。ある人の紹介で来院されたのですが、痛みそれ自体はたいしたことも無く、簡単な腰痛で、3回目ぐらいで治ったと感じました。私は気の通り方で、ほぼ確実に体の状態が判断できますので、もう大丈夫です、治りましたヨ、と申し上げた。本人も喜んで帰りました。ところがその次の日に電話がかかってきて、「痛い、昨日より痛い、よけいに痛い」と言う。何があったのか？　と私、その日のうちに来ていただいて診てみると、やっぱりなんでもない。ちゃんと気も通る。体は絶対治っているはずだ。それで私、ははあ、と思い、「じゃあ、今日もう1度治療しましょう」と言って終わった後に、「やっぱり貴方は悪い、まだまだ悪い。当分通わなくてはダメです」と言いました。そしたら、また次の日に電話がかかってきて、「先生、治りました。今日は全く快調です」なんて言っている。その言葉の裏には、ザマーミロ、お前の見立てと全然違うじゃないか。まだまだお前は若僧のヤブ医者だ、と言っているわけです。若僧は認めるけどヤブではない自負心がある。まあ、この件以来、私もいろいろ勉強するものがあって、人によって判断し、心理誘導法を臨機応変に使う事にしております。このあま・・

のじゃくの人は極端な人ですが、やっぱり性格も少し変でしたネ。こういう人には、治療など何もせずにただ一言、絶対治りません、と言っておけば良いのかもしれません。それも憎たらしく思わせるくらいに言えばもっと効果的でしょう。もちろんこの人の場合も、これは潜在意識が思っている事であって、表面的には最後の治療で私に治してもらったと思っている。心の奥底は無意識であるから本人自身も自覚はしていないのです。

潜在意識にあまり治す気のない人は、やはりなかなか治りません。先の礼節だけでなく、度々遅刻をするとか、予約を忘れていたなんていうのも潜在意識に治る気が無いのです。本当に大事だと思っていたら忘れるものではない。予約をすっぽかしておいて、「人間ですから仕方がありませんよネ」なんて平気な顔をしていますが、本当に大事に思っている事はその近くになったら、フッと思い出すものなのです。試験の日や結婚式を忘れている人はいないのです。もちろんここまで大事に考えてほしいとはいいませんが、潜在意識を「必ず治したい」という心理に変えるためには本当は大事な事なのです。心のどこかで、まあ、治るものなら治ったらいいやくらいに考えている。私は度々遅刻する人や無断キャンセルのあった人を統計とってみたことがありました。やはりこういう方々は、治っていく経過が普通よりずっと悪い。最後にはたいていは治しますが、普通の何倍もかかる。潜在意識があまり治す気が無いのだから当然といえましょう。何が何でも治したい、という気持ちが、その人の潜在意識を動かし、病気を治すのです。もちろん、不可抗力に近い、やむを得ずの遅刻やキャンセルの場合もありますが……。こんなわけで、当院は遅刻にうるさいのです。病気を治す上で、レストラン感覚でギリギリに来るというのでは潜在意識上、困るからです。

話を元に戻しますが、そんなわけで立場や年齢により心理誘導はかなり変わってきます。無意識の問題であるから難しい。無意識（潜在意識）心理誘導というのは、その人に悟られてはダメなのです。その人も気づかない無意識のうちに放り込まなくてはならない。だから、こういうタネ明かしをしないほうが良いのですけれど、気功法は言葉を用いずに潜在意識を変えられるし、またいくらでも違う放り込み方があるので、潜在意識を理解していただくためにお話しししているわけです。

潜在意識は、強制では動かないし、答えをあげてもダメなのです。ある時子供が室内で暴れて遊んでいる。これに見かねたお母さん、「○○ちゃん、今日はお天気なのヨ！　外で遊んできなさい！」などと言っても平気で知らんぷりしている。これを心理誘導しようとすると……。例えば「今日はお天気がいいわねエ、○○くんは公園の近くだったわよねエ」と言う。するととたんにターッと外に飛び出して行く。つまりお天気が良いので公園に行けばきっと気持ち良いし、楽しいだろうと空想させたのです。しかも、もしかしたら公園には○○くんもいるかもしれないと連想が始まる。だからいくらでも誘導の仕方がある。これが○○くんと遊んできなさい、とか公園に行くと楽しいワヨ、なんて答えを出したらいけない。ヒントだけを与える。答えを出したら、空想が出来ない。空想が出来なければ潜在意識が動かない。潜在意識が働かなければ体は動かない。従って何も変わらない。

だから潜在意識はうまく使えば非常にプラスになるが、悪いように使うとほとほと困り果てる結果を生んでしまうのです。例えば病院。病院は不用とは申しませんが、確かに必要な時もありますが、自然治癒力で健康にしようという立場の私にとっては、はなはだ迷惑になる事が多い。病院は、病気を治す所ではなく病名をつける所なのです。それが医師（病院）の仕事なのです。病名をもらってこないと、なんだか病院に行った気がしない。だから病院に行くと必ず何らかの病名をつけてもらってくる。それで病人になったつもりになる。この病人の〝つもり〟がいけない。だいたい病人なんてのはいないのです。生きる力のある体は必ず治る。病気は体を整復修正するためのもので、体の一つの本能です。つまり病気になったイコール、体はすでに回復する過程にあるという事なのです。それを、私は病人になったんだ、という心理的な空想、思い込みで本当に治らない人になってしまう。だいいち病人病人と言うが、それは医者が勝手に決めている事。ある意味ではそんなものはこの世に存在しない。人の体は健康か死か、どちらかです。病気と言うのも健康の一つなのです。回復過程なのですから。回復できる体は健康人、人生80年も生きていくのですから時々修正が必要になるのは当たり前の事。修正機能が無いから機械は10年で壊れてしまう。

だから私はガンなど、本当は風邪の親玉ぐらいにしか思っていない。要するに診る所は体に生きる力があるのか無いのか、という事だけです。ガンという病状を特定して診ても本来は意味はない。生きる力のある体はガンだって何だって治る。死ぬ体は、どんな病気でも死に至る。死ぬべく体は仕様がない。人はいつか必ず死ぬのだから、どんなに頑張っても自然の摂理というものがある限り、不老不死にはならない。要は自然治癒力があるかないか、という事だけです。はっきり言って自然治癒力が旺盛な体はガンなど恐くも何ともない。それよりも、俺のガンはきっと治らないんだ、俺はガンで死ぬんだ、という空想のほうが恐い。空想が始まり潜在意識が働き出すと体は内部までその通りになる。だから私を信じない人のガンは治せない。悪い空想を持つとそのマイナスの気（エネルギー）が体内を巡りますから物理的にも働き出す。従って恐怖心をもった病気ほどやっかいで恐いものはないわけです。だからよっぽどの事でない限り病院には行かないほうが良い。あそこは病人メーカーですから。大病院など待合室にいるのは、生気のないお年寄りばかりです。そのマイナスのドロドロの気は無意識に行く人に作用する。更に医者は肯定的な事は言わない。いつもお大事に、お大事にと言われ続け、そのうち潜在意識にしみ込んでいく。全くどうしようもないと思います。はっきり申すと普通の人の行く所ではないのです。最近は少しはマシになった病院も多いようなので、もう大変な高齢になって、やるべき事をすべて終わったら、ヒマつぶしに行くのは良いかもしれませんが……。

それに、お大事に、お大事にと言うけれど、体は使えば使うほど元気になるのです。但し、「気―心」がプラスであるという事が条件ですけれども。

つまり、自発的な欲求かどうか、という事が体を使う上ではとても重要なのです。私のところに来られる方も、病院の医師やテレビの影響なのか、よく、運動しなければ運動しなければ……と言っています。運動こそ健康の秘訣と思っている。しかし運動が嫌いな人が運動しても、体のためにはならないのです。健康になるとは限らないのです。確かに、テニスが大好きな人がテニスをやれば、丈夫になっていきます。どんどん元気になっていきます。しかしテニスが嫌いな人が運動しなくては……と宿題的にテニスをやっても、くたびれるのです。筋肉も体も硬《こわ》ばってしまうのです。体の硬ばりはまさに病気の元です。つまり運動した事による結果は真逆になってしまうのです。これはテニスに限らず、すべての事について同じ事が言えます。都会ではあり得ませんが、おつかいで2時間も歩く所に行かされればクタクタになります。足の筋肉も硬ばって時には〝つったり〟する事もある。全身がだるくて帰ってきたらしばらく横になっていたい。しかし大好きなディズニーランドだったら一日中ぐるぐる歩き回っていても楽しい。逆に元気になって、日が暮れてもまだ遊んでいられる。また、仕事で重い荷物を運べばすぐに疲れてしまうが、好きなスキーや山登りだったら重いリュックを背負いながら山道を4時間も登って行ける。アルバイトでタコヤキを焼くのは1時間で疲れるが、学祭で恋人と一緒に焼くのだったら一日中楽しい。そして終わったあとも元気いっぱいです。つまり、自発的であるかどうか、という事です。運動量や労働量の問題ではないのです。そしてこれは、筋肉を使う（運動）に限ったことではありません。仕事で見たくもない経理のパソコンをやっていればすぐに目は疲れるが、自分が探したいもののために画面を見ている時はあまり疲れない。でも、ちっとも探したいものが見つからず嫌になってくるとすぐに疲れてくる。頭を使うのだって同じで、仕事で嫌な事を考えている時や、物事が渋滞して不安いっぱいで考えていれば頭が疲れて、ひどい時は自律神経失調症という病気になる。しかし商売がうまくいって次はどう儲けてやろう、なんてアイデアを考えている時は疲れるどころか逆に頭がさえてくる。何だって同じなのですね。要するに好きな事か嫌いな事か、自発的なものかやらされているものか、という違いで結果は真反対になるのです。医者はすぐにあれをするなこれをするな、と言うけれども、そうではない。徹マン（徹夜マージャン）が好きで好きでしょうがない人は、徹マンをやっていれば元気になっていくのです。逆に走りたくもないのにジョギングをやれと言われて、やったところで体が硬ばって疲労が増してくる。だから用事を作って歩いて出かけて行く、というくらいがちょうどいいのです。ただし、ただ歩いてもダメです。好きな事のために歩いて行くのです。「歩く」という事は、とても体に良い事なのですけれども、これも目的がいるのです。でないと、おつかいのくたびれと同じになってしまう。もっとも、運動が好きな人は、少々病気の最中でもやって良い。テニスでもゴルフでも、どんどんやれば良いのです。そのうち、忘れているうちに治っています。重い病気の時は体の制限が入って、どうせほどほどにしか出来ないから頭で考える必要は無いのです。限度を超えたら体がそれ以上できなくしてしまう。痛みが出たり、疲労を感じるようになったりと、もうここまで、と体がちゃんと教えてくれます。繰り返しになりますが、だから、「健康になるコツ」は、どんどん好きな事、やりたい事、ワクワクするような事を遠慮なくやっていく、という事です。これが健康の最大のコツです。そうすれば心も前向きになり、自然とプラス思考になっていくのです。

このように、病院の言う事や常識にあまりとらわれなくて良いのです。コルセットなども、本当に重症の時は別として、普通はしないほうが良いのです。いつまでもコルセットをしていると、「自分の病気（ケガ）は重いんだ」という潜在意識での確認になってしまうからです。つまり病気を重く長引かせるための自己暗示になってしまうのです。だからいつまでも養生をしているのは良くない。養生は時に大切なものであるけれども、養生のし過ぎ、は良くない。ケガをして完全に傷口が治るまでじっとしている野生動物はいない。人間がびっくりするような状態で少しずつ歩き出す。動きたいという体の欲求が起こった時には、体は使った方が早く治る事を本能で知っているからです。体はいつも治ろうとしているのです。

天の青き事を知っていれば、土砂降りの日があっても慌てる事はない。放っておけばそんな日は3日と続かない。体はいつも天と同じなのです。

潜在意識が変わらないと意味がない！

潜在意識に話を戻しましょう。

自発的なものかどうか、好きな事か嫌いな事か、という人の心、「意識」が身体に大きな影響を与える事はご理解いただけたと思いますが、実は自発的な想い、というのも潜在意識の支配下にあるのです。潜在意識がネガティブでマイナス思考だと、自発的な欲求、というのも出てこない。友達を誘って楽しくどこかへ遊びに行こう、とは考えなくなってしまうのです。だからどうしても、この潜在意識の問題は大きく、何としてもポジティブのプラス思考に変えなくてはならない必要があります。意志とか顕在（表面）意識の8割か9割は潜在意識に繰られていると心理学の世界では言われますが、という事は、心の奥底にある潜在意識こそが、その人そのもの、と言っても過言ではありません。健康や性格、そしてそれに伴う行動パターンもすべてが潜在意識が決定するとなると、これこそが、その人の人生そのものと言えるでしょう。だから潜在意識が変わらないと意味がないのです。ある意味で、意志や願い、などというものは役に立たないのです。昔から人生成功ハウツウ本などは沢山でていますね。高額のセミナーなども沢山あります。しかし殆どは役に立たないですね。本書の読者も、失敗した、何の役にも立たなかった、という方は多い事でしょう。あれをしろ、これをしろ、と確かにノウハウとしては立派だけれども、その通りうまく自分を変えられた人は少ない。人は誰しもポジティブで前向きにはなりたい。でも、なかなか思うようにはいきませんね。理由は簡単です。心の奥底、潜在意識が変わっていないからです。潜在意識がそのままだから、頑張ろう、前向きに考えよう、と思っても、すぐに挫折してしまうのです。意思というのは潜在意識に操られているからです。従って病気や健康のことも、元気になろう、丈夫になりたい、と思っても、ネガティブな潜在意識が変わらない以上、やるだけ無駄なのです。必ず挫折する。いま一度申します。潜在意識が変わらないと、意味がないのです。

自分を制御する方法

では、どうすれば良いか。

答えは言葉に出して断定口調で言う事です。つまり自己催眠にかける。潜在意識を変えるテクニックはこの他にもいろいろとあります。有名どころでは、中村天風先生もお好きなクンバハカ。ヨーガを源流とした呼吸（気功）法です。それからイメージトレーニング。そして行動実践などがあります。しかしこれらは、どれももともと力のある人が出来る方法です。はじめから力を持っている人だからこそ続けられる方法で、病弱な人や、潜在意識が思いっきりネガティブな人には2～3日で挫折してしまうでしょう。だから上級者向き、という事になります。本書は、誰でも出来て、かつ、必ず素晴しい効果を上げられる方法をご紹介せねばならないので、言霊による潜在意識改善法をお勧めします。催眠術というのは実はとても奥が深くて知る人ぞ知る、かなり効能の高いものですが、これもすべて言葉によって用いられます。言葉というのは皆さんが考えているより大変なエネルギーがあるのです。要するに、思ってもダメ、念じてもダメ、言葉に出して言う、という事です。では具体的なやり方をご紹介しましょう。

まず、自分のなりたい自分、例えば、元気で明るい自分になりたいなら、「私は元気で明るく前向きな人間だ」と断定的な表現で紙に書く。人に優しい人間になりたかったら、「私は元気で明るく思いやりの大きい人間だ」と書く。そして毎月の朔日《ついたち》に声を出してハッキリ言う。まだ信じてなくてもかまわない。そんな自分になれることを信じられなくても全く良い。月に1回、紙に書いて声を出してハッキリと言う。そしたらどこか仏壇とか神棚の中や、本棚の上の目につかないところにしまって忘れてしまう。この、忘れてしまう、というのがミソです。いつも覚えているようでは役に立たない。顕在意識が忘れてしまうと、潜在意識が働き出すのです。そういう法則があるのです。潜在意識とはそういうものなのです。だから、以上の事だけ月1回やって、あとは考えない。忘れてしまっていて良いのです。次にご紹介する「ホ・オポノポノ」は用途が異なり、毎日行いますが、この方法は忘れてしまうべきなのです。すると1年後くらいには何故か不思議と言った通りの人間に成っているでしょう。少なくとも、成り始めているはずです。ここで注意する事は、忘れよう忘れようと思わなくて良い、という事です。忘れようとすると、なかなか却って忘れられない。意志は空想（潜在意識）の2乗に反比例するとは有名な心理学者のボードミンの法則ですが、意志として思えば思うほど、大きくなって逆の想いが潜在意識として認識される。つまり忘れようとすればするほど忘れられなくなるのです。だから覚えているなら覚えているでかまいません。忘れようと努力しなければ、そのうち勝手に忘れてしまいます。つまり、取り合わないのです。それに、月1回のことだから、どうせそのうち忘れてしまうから放っておけば良いのです。あまり神経質にならない事。こんな簡単な事で本当に変わるのかな……と半信半疑で心配でしょうけれども、論より証拠、案ずるより産むが易し、です。たいていの場合、顕在意識と潜在意識は真逆に働きますから願えば願うほど、努力すれば努力するほど、報われないのです。だから自己改革法は、努力の要らないシンプルなものに決まっている。それでおわかりになりましたね。いろいろな自己啓発の本を沢山読んできたのに、なんで何も役に立たなかったのか……。そう、貴方は努力し過ぎていたのですよ。

驚異の潜在意識活用法「ホ・オポノポノ」

潜在意識の活用法として、もう一つとても有効なのが、ハワイに古くから伝わるホ・オポノポノです。もともと性格がポジティブな面が多い方は、先の、紙に書く方法がとてもよいですが、ネガティブな面が多い方は、このホ・オポノポノのほうが合理的です。もちろん、両方行えば一番よい。

やり方としては本当に簡単で、ただ心を込めて、声に出して、4つの言葉を言っておくだけです。言霊が自然と潜在意識や深層意識に到達し、ネガティブな自分の心を、ポジティブで前向きな方向へと自分を変えてくれます。だからこそ、病気が治る。ネガティブな心を持ったまま、健康になることはできない。自分の体の「健全」を信じることができなければ、そのマイナスな心の故に、なかなか本来の体の自然をとり戻せない。

昔から、「念ずれば現ず」や「思考が現実化する」というのがありますが、心のあり方が現実をつくり出しているのは本当のことです。ましてや心と体はほとんど合一の如く、密につながっているので、「心」が健全さをとり戻さなければ、肉体が健康になろうはずがない。

この間も、あるおばあさんが家族とともに来院されて、このところ急速に腰が曲がってきて痛む、と言う。家族の方に聞いてみると、最近特にグチっぽくなった、あれもこれも気に入らない、不満ばかりのようだ、とのことでした。少し前までは、年のわりに背すじもピンとしていて元気だったのに……と、娘さんが言う。まさにそういう存在なのです、人間というものは。心のネガティブ（マイナス要因）が、すぐさま肉体に影響するのです。

恐れや不安、不満、妬《ねた》み、むさぼり、などのネガティブな心が、とても多くの病気の元になっているのです。先天性（生まれつき）のＤＮＡ異常による病気以外、ほとんどの病気に関与していると言っていい。

最近、たくさんの医学博士などが、体を温めるとか、ガンにならない食事とか、免疫療法などということを提唱しているけれども、心に恐れや大きな不安があると、すべては無駄になります。もちろん、これらの方法論も良い面もあるけれども、あくまで「心の安定」あってのものなのです。

それで、先のおばあさんに、オポノポノを教えました。だまされたと思って、半年間、毎日やってごらんなさい、と。最近ではだいぶ顔色も良くなって、元気になってきました。腰もずいぶん伸びてきました。腰が曲がるのも、多くは心のネガティブ面の現れなのです。だから、だいぶピンと伸びてきた。まあ、言われた通り毎日やるくらいだから、どこか素直な心も多く持っている人なのでしょう。あと半年もやれば、完全回復となるのじゃないかな、と思っています。

このような例はたくさんあり、「心のポジティブ活用」ほど健康に役立つものはない。先天性の病気を除き、後天的な病気にはすべてのものに役立つ。だからあなたも絶対に例外ではない。必ず健康を取り戻せる。気功と心のポジティブ活用の2つでもって、治せないものはない。変化に要する時間（治るための期間）は、心のネガティブ度によって人それぞれですが、時間の問題だけで、そのうち必ず治るのです。

人には誰しも、「もう一人の自分」というのがあります。胸の奥（ハート）にいる子供、心理学ではインナー・チャイルドと言います。もちろん、潜在意識のことですが、潜在意識は通常、ご自身の普段の意識とは全く違う望み、欲求を持っている意識ですから、もう一人の自分、とたとえられ、そしてほとんどの場合、子供のような無邪気で気ままな欲求を持っているのでインナー・チャイルドと呼ばれるわけです。

前のページにも詳しく書きましたが、肉体との関係では、顕在意識はほとんど役に立ちません。潜在意識が動いた方向にのみ、肉体は動きます。だから、インナー・チャイルドがニコニコしているか、あるいは、怒っているか、泣いているかによって、体（肉体）は全面的な影響を受けてしまうのです。それが、健康、不健康（病気）をとても大きく左右しているのです。

自分の中にいる子供を、やさしく愛撫するように、頭をなでてあげるようなつもりで、オポノポノの4つの言葉で話しかけてあげると、とても癒され、満足してくれるのです。まさに、インナー・チャイルド（内なる子供）という表現はピッタリで、科学的ではあるけれど「潜在する無意識」などと「物」のように扱ったのでは全く癒されない。心の奥底は変化してくれない。やはり自分の中にいる子供として認識して、愛情をもって接してあげるのです。するとインナー・チャイルドは癒され、体もとても元気になってくる。

私の場合、インナー・チャイルドという言葉でさえ、他人事のようなイメージが湧くので、ウニくん、と呼びかけるようにしていました。ハワイの言葉で、潜在意識をウニヒピリと言うからです。現在では、いつか天使になりたいのか、「天使《ユウキ》」という名前がいいと言うので「天使《ユウキ》くん」と呼んでおりますが、天使くんの元気が、そのまま私の健康になるのです。

潜在意識が癒され元気になってくると、急速に「運」も良くなってきます。脳生理学ではよく言われていることですが、顕在意識の情報処理量は、毎秒15ビット、対して潜在意識の処理量は毎秒30万ビットとも100万ビットとも言われています（諸説あり、1000万ビットを主張する学者もいます）。

まるでケタが違う。いわば、インナー・チャイルドは超能力少年なのです。だから、チャイルドが元気でニコニコ顔になってくれば、すべてがうまくいくようになる。自身も気づかないうちに、無意識に運が良くなる方向へと、考えも行動も何もかもが変わっていく。

巷《ちまた》でよく言われる「思考は現実化する」というのはまさに事実ですが、インナー・チャヤイルドを可愛がった場合は、という条件がつくのです。インナー・チャイルド（潜在意識）こそ、健康はもちろんのこと、人生のあらゆる場面に於ける方向性（幸、不幸）の源なのです。

しかし実は、真面目と言われる人ほど、このインナー・チャイルドは、たいてい「不満だよ！」と、不機嫌なのです。あるいは、恐がっていたり泣いていたりする。

人から「真面目で良い人」と言われる人ほど、普段、一生懸命自分を殺して、自制して、必死になって身を律して、社会的な体面や、体裁を保っている。自分の本心を抑えて……。だから無邪気で気ままな部分である自分の内なるインナー・チャイルドは、いつも大泣きか、ものすごく不機嫌。だから、こういう人ほど、病気になりやすい。人として道徳的には立派なのだけれども、インナー・チャイルドの癒し方を知らないから健康は害しやすい。

もちろん、こうした性格的に真面目な人だけでなく、何かの事情で妬みを生じやすくなっている時、怒りやすくなっている時、恐れを感じている時などは、インナー・チャイルドはとても不機嫌でひどい顔をしている。

人が「健康」になるには様々な要素が必要ですが、何といっても一番は、心の問題です。これがダントツで大きい。それが、まさにこの「インナー・チャイルド（内なる自分）の状態」ということなのです。これが本当に一番。圧倒的です。

だからこれをオポノポノで満足させてやる。インナー・チャイルドに元気になってもらうには「ごめんネ、愛してるネ」と言うのが一番です。相手は子供ですからね。

実際、オポノポノの目的の第一は、自分のインナー・チャイルドの「癒し」です。もう一人の「子供の自分」を慈しんであげることです。これは、本当に素敵なことです。大事なことです。

言葉の力で潜在意識をクリーンにする

次に、ホ・オポノポノの第二の意義をお話しします。

これも大事な、オポノポノを行う上での素晴らしい目的の一つです。それは、自分の「消し去りたい記憶の消却」です。つまり、忘れてしまいたい、消しゴムで消せるなら消してしまいたい自分の過去の出来事（記憶）を消却できる、ということです。

これは本当に素晴らしい。過去のトラウマ（精神傷痕）こそが、ネガティブな自分をつくり出し、不幸な人生を形成しているエネルギーになっているのですから、これが本当に消却できるならば、アラジンの魔法のランプの如く、人々にとっては「至宝」です。

でも、可能なのです。消却できるのです。もちろん、魔法のランプのようにマンガチックではないけれども、少し時間はかかるけれども、本当に可能なのです。人生をリセットできるのです。これを本当に可能にする言葉、本当にクリアーな（きれいになった）人生を実現する言葉が、「ありがとう」「愛してます」なのです。人間の、「存在」の原理とも言うべき言葉であり、「神の恩寵」「宇宙の叡智」「仏の慈悲」など、いろいろな表現の仕方はありますが、まぎれもなく、それに等しい、あるいは通ずるエネルギーだと思います。

そして、それを言葉として現したものが、

「ありがとう」

「ごめんなさい」

「許してください」

「愛してます」

の4つなのです。

これらの言葉を、ただ念仏のようにブツブツ口ずさんでいるだけでも、忘れたい様々なことが消却できる。人生の記憶から消し去りたいことが次第に、次々と消えていく。だから本当に魔法の言葉と言ってよいと思う。言葉には「言魂《ことだま》」といわれるほど力があるものですから、状況が許す限り、是非、声に出して下さい。

お気づきのように、この4つの言葉は、単独でも意味が深い。「ありがとう」「愛してます」が、核心であることは誰もが認めることでありましょう。だからただ無心に口ずさむ場合「ありがとう、愛してます」だけでもよいのです。略式と言えば略式ですが、核心はこの2つであるから、私の場合、街中や電車の中などではあまり神経質にならず、この2つだけを心の中で唱えるようにしています。これだけで、サーッと心の中が晴れてくる。でも、ちゃんと行う場合は、4つとも声に出して言うようにしています。

やり方は至って簡単。ただ漠然とでよいから、自分がクリーニングしたいことを思い浮かべ、「消却する、浄化する」という「意図」をもって、4つの言葉を唱えればよいのです。例えば、何か腹が立ったことや恥ずかしかったことなど、自分の過去を消去したければ、その状況を思い浮かべて、「ごめんなさい」「許してください」……とクリーニングしていく。中には、あんなヤツに少したりとも謝れるか！　という場面もあるでしょうけれども、そういう場合は順番を入れ替えて「ありがとう」「ごめんなさい」「許してください」「愛してます」とやったらよいと思います（それにこれは、特定の相手に謝ったり感謝しているのではなく、自分のインナー・チャイルドに言っているのです。と同時に、自分の過去の記憶を浄化〈クリーニング〉する言葉でもあるのです）。

でも、本当は、潜在意識は、何を消去すべきなのか知っているので、ただ機械的にブツブツ4つの言葉を言っているだけでもよいのです。とりたてて、勝手にこみ上げてきてしまうような嫌な思い出がない場合は、自分の過去（記憶）を浄化する、という意図だけもって、ご自身のインナー・チャイルドが住むハート（胸の中央）に手を当てて、インナー・チャイルドを愛しみ、慈しむように「ありがとう」「ごめんなさい」「許してください」「愛してます」と話しかけさえすればよいのです。

自分に起こることはすべて自分の責任

仏教や道教などだけでなく、ハワイのホ・オポノポノの考え方も、「一切は自分の責任」ととらえます。自分の目の前に現れること、自分に起こる問題、ふりかかることはすべて、自分の責任とするのです。例えば、自分は全く悪くなく、一方的に悪口を言われたり、敵意を向けられ嫌がらせをされたような場合であっても、その原因を短絡的に現在だけに求めないのです。必ず過去に、自分がつくった原因がある、とするのです。

自身が忘れている遠い昔のことであったり、あるいは前世までさかのぼって「自分の責任」ととらえるのです。これによって、恨みの連鎖、憎しみの連鎖がようやく解消されるのです。そこまで重苦しくない場合でも、例えば夫婦間の日常的な不満なども、「自分の責務」と考えることによって不思議と急速に消えていくのです。

仏教では、カルマとか業と呼び、オポノポノでは、自分の記憶が引き寄せる現象、あるいは記憶の再生と言いますが、表現が違うだけで、言っている本質は同じです。過去の深い深い、とっくに忘れてしまっている記憶も含めれば、記憶こそが業（カルマ）と言うこともできるからです（この場合、前世の記憶も含まれる）。そしてこれが、「今」の世界で再生され、不幸や不運の元になっていることがとても多いのです。だから早速浄化〈クリーニング〉を始めなければならない。

その最も合理的で有効な手段の1つが、

「ありがとう」

「ごめんなさい」

「許してください」

「愛してます」

と、インナー・チャイルド（内なる子供でもある自分自身）に話しかけることなのです。

自分を愛せない人は、他人を愛せるはずがない。顕在意識では可能ですが、潜在意識では無理です。自分のことを愛せて、初めて本当の意味で他人を慈しむことができます。この場合の自分とは、もちろん、エゴと身勝手の集まりである表面上の不完全な自分ではなく、神聖なる存在とつながっている超無意識にある本当の自分（真我）のことですが、いずれにせよ、すべてはご自身の内なるパートナー、インナー・チャイルドを慈しみ、愛してあげることから始まるのです。すると徐々にエゴや自分の嫌なところが掃除され、素敵な自分に生まれ変わっていく自身を愛せるようになる。

自身の可能性や美しい面が次第に増幅され、表面に出てくるので、理屈ではなく、本当に自分を好きになれる。愛せるようになる。自分というのも、大いなる人類全体の集合意識の一員であるから、自分を慈しむという行為は、「全体」の浄化に貢献することに他ならない。「大いなる存在である、人類の超・集合無意識」という全体の浄化、ということに大きな役目を果たしたことになるのです。

それにはまず、ご自分のインナー・チャイルドを慈しんでオポノポノの4つの言葉で話しかけ、癒してあげる、喜んでもらう、ということから始まるのです。そして次は家族。もちろん、同時に行ってもよい。

そして自分や家族の浄化が進んだら、親友や職場の人をだんだんとクリーニングする枠に入れてあげればよい。だんだんと、あなたの周りの人間関係は、好転していくはずです。

第5章

ガンの正体と治療法

ガンが消える

最近はガンになる人が本当に多い。身近な人の中にも1人や2人はガンになった人を誰もが知っている事だろう。現在は、2人に1人はガンを経験すると言われているが、このままでは、誰もが生涯に一度は「ガン」、なんて事もあり得ない話ではない。

ガンの正体については、シモンチーニ博士の見解を1章で解説したが、本章ではガンという病気の「本質」を多面から見ていきたい。

私がまだ重曹殺菌という手法を知らなかった10年以上も前の話であるが……50歳の女性で、悪性子宮内肉腫（ガン）を患っていた。肉腫というのは西洋医学（病院）では、ガンの中でも最悪の位置づけで、進行性も早く、生存率もとても低いのだが、やはりその人も1か月ほどでみるみるうちにお腹が大きくなり、そのころから慌てて毎週、指導室に来ていた。それから1か月ほどして体に力が出てきていたので、私は大丈夫、切らずとも助かる、と言っていた。ただ、肉腫はじわじわと大きくなっていたので、一応、東邦医大で診てみる事にした。が、東邦の態度はにえ切らず、切ると言ってみたり切らない（切れない）と言ったり、方針が二転三転し、結局3週間の入院の間、何もせず、うちでは技術不足である、との事で有明のがん研を紹介された。この3週間の間でお腹はグングン大きくなり、大きなゴムマリを入れたような状態だった。東邦から出てきてがん研に移る前に一度私が診た時は、体の生きる力がしっかりしており、生きられる体か死ぬ体かを判断する急所である後頭部や腹部第3に気がしっかり通っているので、私は大丈夫、絶対に助かる、死にはしないと言っておいた。その数日後、彼女はがん研有明病院に転院した。有明のがん研病院は、国立がん研究センターと並んで、日本中の最も最悪のガン患者が多く集まっている所で、その技術も臨床経験も日本一との事だが、ここでも切ると言ったり切らないと言ったり、二転三転したのである。結局、方針を決めるのに1か月かかり、手術と決まったのはいいのだが、その時すでにお腹はサッカーボール位に大きくなっていた。まさに臨月さながらだ。この時の病院側の説明は、切る事は切るが助からない、余命1か月です、との事だった。それでも私は死なない、大丈夫、という自信があった。体にちゃんと生きる力、生きようとする力、ガンに打ち勝つ力が見えたのだ。そしてその直後、手術日の直前に彼女は熱を出した。40度の高熱……。私はこれを待っていた。体が高熱を出してガン細胞を殺しにかかったのだ。しかし病院は本人や息子さんの懇願にもかかわらず、熱を下げる薬を投与してしまった。しかし、それでも、なかなか下がらず数日間40度が続いたのだった。するとどうだろう。その直後のMRI検査で、肉腫の殆どが白くなって写らないのだ。肉腫が壊死を起こしている、との事だった。がん研でも初めてのケースらしく、大ごとだと慌てていたようだ。しかし私はこれで助かった、と思っていた。そのうち体の外に出てくる、医者が何と言おうと必ず助かる、と息子さんに話したのだった。さて、手術日の当日、担当医や病院責任者との話し合いの結果、結局手術は出来ない、大きすぎて無理、という判断になり、お腹は切らず、何もせずに、ただ管《くだ》（カテーテル）だけ入れてみたそうだ。すると何と、死んだ肉腫のガン細胞が次から次へと汚物として流れ出て、それが12kgもあったそうだ。その後お腹はペシャンコになり、少し硬い所があるものの、全く普通の大きさのきれいなお腹になった。

これは非常に特殊なケースであり、大き過ぎて組織が元に戻れない場合、壊死まで起こして排出しようとすることを知った、私自身初めての経験だった。

その後、何度か見舞いに行き、その度に施術をしてきたが、1か月後には退院され、5km離れた自宅から、自転車で通って来るようになった。

発熱によるガン殺し

発熱というのは、多くは体が「必要」と判断しているから起こるのである。
どんなに衛生に気を遣っている人でも、細菌やウイルス、カビの胞子など、体には常に多量に入ってきてしまう。勿論、これらの勢力が大きくなり過ぎると病気になる。そこで普段頑張っているのが免疫力。白血球やリンパ球をはじめとする、体の恒常機能（正常に戻す力）である。

さて、ここからが肝心。発熱というのは、この免疫機能の一つなのだ。いや最大のものと言ってもいい。地球上に存在する細菌やウイルスはどういうわけか熱に弱い。低温には驚くほど強いが、熱には誠に弱い。ガン細胞も結核菌もエイズウイルスも天然痘も40〜41度で3日ほど培養すると死滅してしまう。人間の体は（人間に限らず高等哺乳類の多くは）その長い進化の中で、細菌やウイルスと闘うのは発熱が一番合理的だと学習して進化を完成させている。細菌やウイルスが少しくらいの量ならば、白血球やリンパ球が対応するが、これをむやみに（大量に）活動させるのは両刃の剣だからである。白血球が多くなり過ぎると起こる白血病がその一例だ。だから免疫力の旺盛な体は必ず高い熱を出す。そして体の消毒を図るわけだ。38度か39度くらいまでなら心配する人は私の指導室では少なくなったが、しかし40度を超えるとなかなかわかってもらえない。少なくとも熱が出ているその時は。しかし本当は38度や39度で死ぬ細菌やウイルスは少ない。どうしても40度でなければ効果は薄い、しかも半日くらいではなく1日以上でないと。だから熱が出る前にちゃんと前もって理解しておいていただく必要がある。ただ、大人は今までさんざん薬物（風邪薬や解熱剤など）を飲んできたから40度など滅多に出ない。だからガンになり易いわけだけれども、それはそれで私も大人の発熱に悩まされる事が無い。もともと高い熱を出す人がいないので相談が無いからであるが、しかし子供は40度出すことがある。それで解熱剤を飲まされてしまう。本来、この内容は子供のためにある。大人（親）に理解がないと子供が可愛そうだからである。薬物のせいで、ひ弱な、病気がちな、朝礼で20分と立っていられない子供にしてしまうのはあまりに可愛そうだからだ。子供が40度も熱を出せば、たいがいの親はあわてる。無理も無い、気持ちはわかる。しかし体の本能は大人も子供も関係ない、同じなのである。長い進化の中で、誠に合理的に処理する方法を体は知っているのだ。いや、むしろ子供のほうが恒常機能は高い。ちゃんと体は、守るべき優先順位を知っており、どれくらいの高熱が必要か、そしてどのくらいの時間出すべきなのかを知っているのだ。だから親があわてず泰然とみていれば、必ず用が済んだら平熱にもどる。高熱を放っておくと脳炎や髄膜炎になるなどというのはデタラメで、それは薬物による副作用だと考えられる。以前、テレビで、インフルエンザになり病院に連れて行き、解熱剤を飲ませたその晩から容体が急変して仮死状態になった5歳の女の子が紹介されていた。その後4年半、完全な植物状態で今も医療裁判中との事だった。病院側の話では、薬物の量が少し多かったかもしれない……。との事だったが、それでは投薬の量が少なければ植物状態にはならなかったかも知れないが、そんな薬を飲ませていて、量が少なければ良いという話なのであろうか。薬そのものに問題がある、いや、投薬という考え方そのものに問題があると言わざるを得ない。

先にも申したように、長い進化の過程で自然の叡智の結晶とも言うべき体の、その調律機能の見事ぶりはとても人智で計れるものではなく、正常を保つために、死に至らしめないように何段階も安全バーが敷かれている。体は守るべき優先順位をしっかり認識しており、高熱がいつまでも続いて頭がおかしくなるなんて事は無いのだ。

高熱というと、すぐに髄膜炎などを連想して恐ろしいと言う人がいるが、「炎症」という現象も体の自然調律作用なのだ。細胞や組織を蘇生、回復するには、「温める」という事が大変有効となる。疲れた体は風呂に入って温めると回復する。眼の疲れも温めれば抜ける。萎縮、硬縮した組織は温めるという事が大変有効な回復手段なのである。

炎症も、体が自動的に行う修理現象と考える。どこかを打撲しても腫れて熱をもったら問題ない。影響が後に残らない。しかし腫れもせず外から見て何の変化も無かったら用心する必要がある。そのまま組織が萎縮してしまう事が多い。そしてその後、何年も悩ませされることが多い。つまり炎症もまた、体の自然調整の一つなのである。これに関して、髄膜も内臓も筋肉も違いはない。たとえ脳だろうと体の一部には変わりはなく、そこに炎症を起こす必要があるから、しばらく熱を持つとその部分に大変有益であるから体は炎症という現象を引き起こす（選択する）のだ。それに、神経や髄膜というのも、わりと細菌やウイルスが付着し易いところである。だから2日や3日程度、41度くらいの熱は放っておけば良い。むしろ大いにやれば良い。特殊な脳膜炎だけは注意する必要があるけれども、これは全体の0・1％以下と思う。この場合は必ず呼吸に現れるから、普通と何か違った呼吸の仕方をしているような場合は警戒が必要だが、普通はほとんど問題ない。本当に危険な水準と言うのは42度の3日目からだ。頭を打って脳膜炎をやっているなど、ごく稀な場合に限られる。だから40度や41度などの場合、鼻でもほじって回復を2日でも3日でも待っていれば良いのでる。でも子供が苦しそうなのを2日も3日も見てられるか、と言われそうであるが、しかし、私の経験では普通の場合1日か長くても2日だし、体が必要で出している熱は、いわば自然の生理作用なので、大人が思っているほど苦しくはない。「苦しかったか？」と私が聞くと、親の前では甘えたい心理で苦しかったと言うが、私だけの時は「ううん、平気」と皆が答える。これは、睡眠中のように意識は飛んでいて、大部分は肉体の反射に過ぎない。だから、真っ赤な顔をしてウンウン唸っていても、本人はそれほどでもなく、大人が想像しているほどではないのだ。それに2日か3日後に回復した時、新しく素晴しい免疫力、抵抗力というものを獲得できるのである。これを薬で無駄にするのは、あまりに不利益である。

ひとつの免疫力を獲得すると、それはどんな病気にも通ずる。細菌やウイルスの種類が変わればまた新たにT細胞などのリンパ球が学習する必要があるけれど、今度はさっと熱を出してさっと経過してしまう。以前よりも、さっさと済ませる、そういう「力」を身につけていくのだ。体というのは本当によく出来たものである。

さっき大人は、鈍くて免疫力も低いと言ったが、マラリアなどにかかると、体は一念発起して高熱を出す。相当ボロの体で普段風邪をひいても微熱しか出ないなんて人も、マラリアにかかると高熱が出る。〝これはやばい〟と体が判断すると、かなり高齢とか虚弱の体でもちゃんと、〝いざ〟という時は頑張ってくれるのだ。誰であろうとマラリアにかかると例外なく高熱を出す。

マラリアというのは蚊の媒介する原虫である。つまり寄生虫のようなものだが、細菌やウイルスなどよりも大変熱に強く、危険度も高い。だから体が〝やばい〟と思う。そして42度近い高熱が出る。これくらいの高熱になると、ようやくこの原虫、死ぬのだ。42度なんていったら、熱に弱いガン細胞なんかメロメロだろう。たちまち死んでしまう。ガンになっても体が熱を出さないというのは、それだけガン細胞を体が危険視していない、と言い換える事も出来るが、実際、ガン細胞など出来たり消えたりしているというのは医学界でも認識はされている。しかし本人が知ってしまうと恐怖の心から消滅しなくなってしまう。何度も申すが心の問題のほうが恐ろしいわけだ。少し脱線したが、つまりマラリアのほうが、ガンよりも体の認識では危険度が大きいという事なのだ。だからガンになったらジャングルにでも行ってマラリアにかかってくれれば良い。ガンと合わせて全身の一括消毒ができるのだから便利だ。マラリアで死ぬ人は滅多にいないから、冗談ではあるが、ある意味お勧めである。

全ての発熱が有益なものと言っているのではない。だが、体が自然にやる事は、たいてい意味があるのであり、特に細菌感染やガンになっている時の発熱は、体の防衛反応である事は科学的根拠に照らしても間違ってはおらず、これが有効であることは断言しておきたい。

何故、ガンになる？

ガンを治すための要所は本章までに詳しく解説してきたが、悪い面という角度から今一度簡単におさらいをしておこう。

ガンを治す上で大敵となるものは、悪い順から挙げると、

①　ガンを恐れる心、病気に怯《おび》える心

②　免疫力の低下（毒物の摂取）

③　体の酸化

以上の3つである。

放射線の被曝など特殊な場合を除いては、この3つに集約されると考える。タバコなどもあれは、「悪いもの」と思って吸っている人にはとても害がある。しかし、「悪いもの」と思っていない人にはあまり害はない。昭和50年代までは、成人男性の80％はタバコを吸っていた。それもニコチン十数ミリグラムという今の1㎎の10倍の強さのものだ。しかしガンとの因果関係はハッキリ見つけられなかった。医者があれこれ言い出してからだ、喫煙者が禁煙者よりガンになる確率が何割増しかになったのは。医者が言うもっともらしい理屈を皆で信じてしまった。まあ、人はしょせん恐れる病気をやるのだ。潜在意識が「引き寄せ」る。これを吸っていたらそのうち俺もガンになるだろうと思っている人は、ちゃんとその通りガンになれるのだ。だから、ニコチンやタールがほんの少し、わずかばかりは関係があるかもしれないが、医者が言うほどはビクビクしなくても良いのである。もっとも、吸わないで済むなら吸わないに越した事はないが。

それから最近、ガンになりやすい先天的DNAを発見出来そうだ……なんて新聞の記事を読んだ事があるが、バカバカしい……。百歩譲って仮に事実であったとしても、ガンになろうがなるまいが、ガンにうち勝つ力を体につけておけば良いのだ。ガンになったって治る人も沢山いるのだから。こんな説は人をおびえさせるだけである。

さて①の心の問題であるが……。これは先の章で詳しく述べた。潜在意識が変革しないと、ガンは治りにくいから、しっかりご認識いただきたい。

今一度、要点を簡単に言うと、ガンなど普段は忘れている事。この後の②と③をそれなりに守っていたら、あとはガンなど意識せず、普段は存在自体を忘れている事だ。人はしょせん、無意識で恐れている病気をやってしまうのだ。では、忘れるためのコツであるが、これはガンの正体を見切ってしまう事だ。本書の目的の一つにこれがある。知らないものであるから人は怖いのだ。得体が知れないから恐怖を感じるのである。忘れようと思っても無意識の領域でフツフツと込み上げてくる。だから正体をちゃんと知る事が重要である。正体さえ知ってしまえば、恐れはグンと小さくなる。ガンは誰でも出来たり消えたりしていて、決して発生したら必ず大きくなるものではないのだ。細菌やウイルスと同じで、免疫力、抵抗力のある体には増殖は出来ない生物である事をよく理解する事だ。

次に②の免疫力の低下。これも大敵である。心の問題を除けば、肉体上に於ける最も大きな原因と言える免疫力の低下は、どんどんガン細胞が増殖する環境をつくる。だから免疫力をいつも向上させておく事だ。

今までお伝えしてきたことで免疫は高まっていくが、私は気功療術家でもあるので、気功法や呼吸法は良いと言っておきたい。もう一つは、もちろん「心」がポジティブになる事だ。これが免疫力を高める。つまりそれは楽しい事、ワクワクするような事をどんどんやっていく事だ。動物は欲求を満たすために生きている。意欲が出て、その目的の達成のために体は活力を出すのである。体はそのように出来ているのだ。だからヘトヘトに疲れていても、5万円もチップが出ると、とたんに元気が出てくる。この5万円で何をしようか、何を買おうかという頭の中で意欲が出てくるからだ。だから病気の犬に5万円あげても何も変わらない。また、どんなに体がかったるくても、大好きな人が遊びに来ると急に元気になれる。従って法律を犯したり人に迷惑をかけたりするような事でなければ、自分の中でどんどん気が向くような事をしていくべきなのだ。人はやりたい事があればこそ、元気を維持できるのである。しかし青春時代でもあるまいし、大人になるとそんなにワクワクする事があるものではないですね……。そこが問題なのだが……。まぁ、何もワクワクするような事など無い、という人はマメに4章の潜在意識活用法をやれば良い。

さて、最後の③である。

西洋医学（病院）では、ガンをはじめ成人病（生活習慣病）の多くは体内の活性酸素《かっせいさんそ》が大きな原因の一つであるとしている。つまり体の酸化である。平易な言葉で表現すると、酸化により体内の細胞や組織が、〝いたむ〟のだ。空気にさらしておくと、お肉が〝いたむ〟のと同様である。細菌もウイルスもカビも発生しやすくなる。体が酸化する原因は様々ある。その大元は活性酸素（悪玉）と呼ばれるものだが、これは実に悪い形で正常細胞を傷つけることがわかっている。この活性酸素が増大し、体を酸化させるものは、

・公害（空気・水）
・激しいスポーツ
・化学物質（農薬含む）
・ストレス
・放射線
・紫外線
・吸った酸素の２％

以上が活性酸素を大量に発生させる原因である。これらが様々な成人病（生活習慣病）の大きな原因になっていると言う（現代医学の定説）。これでは病気になるわけだ。思い当たるものばかりだろう。その活性酸素が、ガンの元になっていると言うのだから、つまり誰だってガンになり得るのだ。

ガンに対する心得

では、ガンに対する心構えからお話ししていこう。

少々繰り返しの話も多くなるが、大事なことゆえ、ご了承願いたい。

まず、ガンは一度出来たら必ず大きくなっていくというものではない。ガンもどきではなく真性のガンであっても、必ず転移するというものでも決してない。ガンは出来たり消えたり常にしているものなのだ。これはガン専門医からも確認している事で、決して小生の我田引水ではない。だいたい50歳も超えると、ガンは誰でも出来たり消えたりしていて、体の中の免疫が、大事にならないようにちゃんとガン細胞と闘っている。つまりガンというのは、体の中に巣くうエイリアンのようなものでは決してなく、他の病気と同様、抵抗力の無い体、免疫力の落ちた体にしか繁殖する事の出来ないものなのである。

だいたい40歳も過ぎると、活性酸素が体内に増え、体が酸化しやすくなるらしい。ガンが好む体は酸化した体のみ。従って中年以降どうしてもガンが問題化するレベルにまで達してしまいやすくなる。だからガンを予防するには、大前提として、体の治癒能力を高めておくという事が必要になる。そしてサルベストロール（無農薬野菜や果物）とＳＯＤで活性酸素を相殺しておく。気を高めてガンと闘ってくれる免疫力を高めておくという事が誠に有効な手段だ。ガンという病気そのものは、実はそれほど強烈なものではないのである。40～41度でガン細胞は死滅してしまう。だから、免疫力を高めるという事さえしっかりやっておけば何も心配はない。が、ここにただしがある。ただし心の問題が無ければ、の話である。心に不安やおびえ、ねたみなどがあると、ガンは誠に恐しい病気と化してしまう。不安やおびえなどのマイナスの心は現実に免疫力を落とすからだ。不安やおびえが、ガンと闘うＮＫキラーなどの免疫細胞が急速に不活発になることが最近ではわかってきている。心（潜在意識）については、４章で詳しく話したが、非常に重要なので、忘れてしまった方は再度ご確認いただきたい。

ガンとは何か？

ガンという病気が今から50年ほど前に急速に世間に知られるようになって、現在でも最も恐れられる病気に数えられながら、今もってその決め手となる解決方法が無く、またその患者数も増える一方で、人類にとっては悪魔のような存在になっている事実からすれば、この問題（正体）はかくも重要である。ガンの原因は、現在までに、ウイルス説、細胞突然変異説、ＤＮＡ異常説、ホルモン異常説、果ては宇宙線刺激説まであり、様々な説が出てきては消え、どれも説得力に欠くものばかりで、決め手となるものは現代医学をもってしても解明されていない。しかし統合医学、特に整体法の世界では、その独特で体を全体から見る特殊な観点から、ガンの正体について今から60年も前にある一つの看破をしていた。やはりカビである。整体法の創始者、野口晴哉先生が最初に見抜いた。カビは生体のどこでも繁殖し、酸化した組織（細胞）を好む。パンに生えるカビを見ていただいても判る通り、カビは酸化してきたものに急速に繁殖し、一見、細胞が突然変異を起こしたように見える。また、転移というガン特有の現象も、カビの性質を考えると容易に説明がつく。現代人の体は、50年前に比べ酸化の度合が非常に高く、爆発的にガンが増えた時期と一致する。それは高度成長期に入り、食品添加物や工場排水による水や空気の汚染などなど、体を腐化（酸化）する要因が急激に増えたからだろう。ガンは先進国だけの病気ではないが、森林の多いインドネシアやアフリカの奥地などは、先進国に比べて比率は圧倒的に少なく、死因としては下位のほうにある。人体も、細胞から成る組織で出来ている以上、カビが生えるリスクは常につきまとう。

ガンはカビであるが故に、酸化を好み、酸化度が少ない組織に対しては繁殖しにくく、また発生しても消えて無くなったりする。パンの例でも判るように、カビが生えはじめた食パンを、そのまま真空のボールに入れ保存すると、繁殖は急速に抑えられ、あるいは萎縮していく。酸化は酸素によって起こるからだ。先にご紹介したSODは、この酸化を強大な力によって押さえ込む性質を持っているので抗酸化物質と呼ばれている。ガンはよく、出来たり消えたりすると言われる通り、それはガンそのものだけにその性質があるのではなく、体の酸化度の状態によってカビが繁殖しやすいか、しにくいかが決まるわけだ。よく交通事故などで亡くなった人を解剖すると、20年も前に出来たらしいガンが見つかり、そのまま大きくならずにいた、などという例を聞くが、これもそれを物語っている。カビにはいろいろあり、一度出来ると消えにくい、消えやすいという性質の違いはあれど、体の状態によって増殖か萎縮かが決まるのだ。病理学上ガンもいろいろな種類があり、性質の悪いガンもあればわりとおとなしいガンもあるそうだが、カビにもいろいろな種類があって、体に悪いカビが多い中にも、カマンベールなんて美味いカビもある。この点からもガンは体の中に出来るカビであると言って良いと思う。また、人間の体の中は微生物学において三すくみの力関係で維持されている。それは①細菌とウイルス、②免疫細胞（白血球、リンパ球）、そして③カビである。これらは、どれも常に人体の中に存在しているものだが、三すくみのバランスがくずれ、一つの力が突出してしまうと生命が維持出来ない。細菌やウイルスは常に人体に入ってくるが、これを処理するのが白血球やリンパ球。しかし白血球が多くなりすぎると白血病になってしまう。

ある大学でガン細胞に結核菌を植えつけて培養する実験をしたそうだが、ガン細胞が萎縮し、最後には死滅してしまったそうだ。三すくみのバランスが裏づけられた形である。昔からアガリクスやメシマコブなど茸がガンに効く場合があると経験から知られているが、これも菌類だからなのかもしれない。また、茸類は殆ど日陰のジメジメした場所に生息する。当然、カビが好む環境であるからカビに耐性する酵素を多分に持つものと考えられる。が、まだ解明はされていない。茸類はまだまだ謎が多いのだ。カビもウイルスや細菌と同様、人体に常に入ってくる。しかし強い細菌やウイルスが体の中で勢力が強くなりすぎるのも生命の危険がある。だからこそ、人体に無害で自然の中に存在する抗酸化酵素SODと先のサルベストロールが、ガンであるカビの勢力を抑える最良のものと言う事が出来るのだ。

手術のすべてを否定するつもりはもちろんないが、しかし手術で全部きれいに撤去したところで、カビの生えやすい酸化状態をそのままにしていては、次の日にまたガンが出来ても不思議はないのである。だから根本的な解決という意味で、体の酸化を防ぎカビに対する免疫力を上げておく必要があるのだ。

このようなわけで、人体というものを、病理学的かつ物理的にとらえた場合、ガンへの特効薬は第一は殺菌（殺カビ）、次に体の酸化を止め、カビの繁殖を封鎖する抗酸化酵素とカビ菌抑制成分という事になる。

次に、心理上の問題に目を移してみよう。脳生理学上、不安とか恐怖とかストレスに遭うと、脳の中の松果体でノルアドレナリンという毒性を持ったホルモン物質が体内に放出される事が知られている。このノルアドレナリンが体の免疫力を落とすのに一役買っている。故に、ガンはやはり本人は知らない方が良いのである。ガンと知って恐怖を感じない人はいないからだ。ガンは最近になり、かなり生存の確率があがった事は事実である。しかし、心と病気の章でご説明したように、いったん潜在無意識に入ったものは、なかなか変わらない。故に、ガンの宣告は死刑の宣告に等しい。ガンと聞くと誰もがすぐに死を連想する。それは今までの知識と認識があるからだが、いったん潜在意識が死と結びつくと、やはりその体は死に向かって急速に走り始める。前にご紹介したドイツ軍の捕虜の話を思い出してほしい。新聞に時おり載るが、5年後の生存率が30%から60%になったなどという数字に何か意味があるだろうか？　それを喜んでいられるのは、まだガンになっていない人だ。これは言い換えれば次のようになる。「今から5年以内に死刑かどうかの判決が出る。その確率が70%から40%に減りました」。本人にとってこれは大きな違いがあることだろうか？　今、ガンを患っている人には、そんな数字は殆ど意味をなさない。

私が尊敬する整体法の創始者、野口晴哉先生は数千人以上ものガン患者を診てきた人であるが、師のご存命中は今ほど手術の技術も進んでおらず、またＳＯＤなども知られていない時代だった。師は「ガンは、本人が知らず家族だけ知っている場合は、みんな助けられた。しかし、本人が宣告を受けて知ってしまった人は、多くは死んだ」と言っておられた。心の問題とは恐ろしいものだ。

ここで余談だが、多くのガンを治してこられた師が、その経験上、面白い事を言っておられる。「ガンはねたみの化けたものだ、そして恐怖で進行する」と。ねたみとは人間の心の貪欲から発生する。現代のように拝金主義、物質至上主義が、ガンという病気を爆発的に増やした原因の一つにはなっているかもしれない。ただ、師の時代は猛毒な化学物質は身近になかったし、野菜や果物も自然のものであったから事情はまるで違っている。

また、恐怖という心は、その生命を一気に死に追いやる場合がある。心と病気の項でお話ししたように、暗示（潜在意識）にかかったものは、どうしても体はその暗示（無意識）通りに動くのである。だからガンになったらガンと闘うのはやめる事。ガンと闘おうとすればするほど、逆に無意識は恐怖を覚える。死の連想を深めていく。従って結局は死に至る。逆に、まあいいか、生涯一緒につき合えば良い。大きくさえならんでくれ、と開き直る人は生き残る。本当は完全に忘れてしまうのが一番良いのだが……。しかしやはり本来は、ガンになってから対処するのではなく、あらかじめ普段から酸化を防ぎ、気を高めて免疫力で予防しておく事が重要である。

病院に於ける検診の是非について

何度もお話ししてきたことであるが、人間の体は異常が起こると自然に（自動的に）修復するように出来ている。肺のレントゲンなども、白い影が映るという事は、すでに体が肺の回復のためにカルシウムを集めているのだ。そのカルシウムが影として映るのである。どこの細胞や組織でも、回復をする時や活性化する時は必ずカルシウムが多量に必要となる。体がそれを自然に行うのだ。だからレントゲンで白い影が映ったら、すなわち治る力がしっかりとあったという事で、すでに回復中という事なのである。従って本当は喜んでいれば良いのだ。

肝機能障害とされるγ‐GTP、GOTなども同じことで、これは血中の老廃物の上昇を示すものだが、疲労が重なったり低潮（調）期に入ると、一時的に肝機能は落ちる。しかししばらくすると、肝臓が血中老廃物が多くなっている状態を認識して頑張り始める。少なくとも高潮（調）期に入ると肝機能はグンと活発になってくる。1〜2年続けて検査してＧＴＰ、ＧＯＴが高いなら、少し肝臓が慢性的に疲れているな……と思えば良い。たまに行う１回きりのデータでは、映画の１コマだけを突然見ているようなもので、本当の状況は全くわからないのだ。

ガンなども同様で、体にカビ（ガン）が生えれば、体が自動的に対処している。何度も申すが、小さなものは誰でも出来たり消えたりしている。ガンは、知らなければ体が自然に対処して、多くの場合、問題が起こらないように消滅させている。しかし、知ってしまったら消えなくなってしまう。恐怖やストレスが一番免疫力を落とすからだ。また、マイナスに働いた潜在意識の問題も非常に大きい。本人が知ってしまったらガンはやっかいになる。しかし、心強い味方、重曹殺菌や心のクリーニング法で対処できる。

このような理由から、私は、人を不用意に恐れさせる検査には否定的な立場をとっている。

人の体は、高潮期と低潮期が交互にくる。生きている間、たえず集注と分散を繰り返しているのだ。高潮期は、体の裡《うち》なる力が活発になる時。低潮期は、休息状態もしくは、淡々と日ごろの活動を低位に行っている時期である。病気というのは殆どは高潮期に起こる。低潮期は、不摂生など体に良くない事でも飲み込んで溜めていく期間だ。だから低潮期には体はどんどん壊れていくのだけれども表面化しにくい。つまり自覚症状として出ないのだ。逆に高潮期に入ると、体の裡なる活動が活発になり、内部に何の異常も無い体は勢いが増していく。また、内部に故障がある場合は、それを修正しようとする働きが起こる。低潮期の間にいろいろと不摂生をしてきた体の場合、自然良能というか自浄作用というか、ともかく回復しようという働きが起こってくる。この時に痛いとかだるいとか、体が敏感になってきたための異常感覚が起こるのである。つまり自覚症状が起こったという事は、回復修正過程に入ったという事なのだ。この事実を踏まえて考えると、普段私達が病気だと言っている現象は、果たして体の故障なのだろうかという疑問すら起こってくる。体は自然良能として、体を修正するために裡なるエネルギーが活発になる時期を利用して、回復しようとしている。この時には、体の使用制限をするという事が非常に意味を持つ。つまり養生をするという事が回復をするための大きな有効要素になるわけである。実は低潮期には、養生をしても使用の制限をして安静にしてもあまり役に立たない。高潮期の体の裡なる力が活発になるタイミングこそ、体がいやがることをしないという事が、大きなポイントになるのだ。であるからこそ、高潮期に限って痛い、胃が気持ち悪くて食べられない、などの使用制限としての体の要求が起こってくるわけなのだ。

逆に低潮期に起こる病気は（滅多にないけれども）死病が多い。死につながる病気、もしくは大変長くかかる重いものである。回復する場合でも、何年もかかる。でもこれは実際には一生のうちに1回か2回、せいぜい3回までの稀なものだ。巷《ちまた》で病気と称する自覚症状のほとんどは、高潮期における回復過程の変動現象に他ならない。

ガンについても全く同じ事が言える。高潮期におけるガンは、勝つ事の出来るガン、撲滅する事の出来るガンであると考える。腹部の第3というところに力がある人は、ちゃんとガンを対処出来る体なのだ。逆にここに力が無く、頸椎の第2に弾力が無くなっている体にガンが出来た場合、これは死ぬ場合もあるガンであると判断する。これは殆ど低潮期に表面化するガンである。

こうして見ていくと、現在の段階では仮説であるが、次のような説が導き出される。検診ではなく、自覚症状が出て見つかるガンの場合、高潮期の小さくなっている最中のガンであるいう事だ。ガンは低潮期に発生し、静かに大きくなり、しかもこの時は低潮期なので自覚症状が出ず、本人も充分健康だと思っている。そのうち高潮期に入った時、体の自然良能が働いて免疫力が高まってガンと闘い小さくなり始める。しかし、この時は自然良能のための体の変動現象が出やすい。ゆえに、胃が重い、めまいがするといった自覚症状に見舞われる。それで病院に行ったらガンであると言われた。実は小さくなっている最中のガンかもしれないのに……。

読者も次のような人を少なからず聞いた事があると思う。

……このところ胃の調子が悪くて、吐き気や胸やけがする。病院へ行ってみたらガンがみつかった。昨日まではそれなりに元気で仕事もしていたのに、とたんにふさぎ込んで寝込むようになり、わずか2か月足らずで逝ってしまった……。

だいいち、ガンそのものが死に至らしめるのではないのだ。ある臓器にガンが出来て大きくなり過ぎると、胃なら胃、肝臓なら肝臓の活動が充分出来なくなる。ゆえに、機能不全に陥って死を招くのである。ガンそのものが死を招くのではない。たとえればガンは心筋梗塞のようなものだ。心筋梗塞は、心臓の筋肉が徐々に死んでいく病気だが、けっこう頑張って働いている。半分くらい死んでも、あとの半分ぐらいでちゃんとポンプの役目をやっている。だいたい3分の2が死んで残り3分の1だけになると、全身にくまなく血液を送れなくなり、いろいろな併発症状が起こって死に至る。あるいは心臓そのものが止まる場合もある。ガンも理屈は同じで、ガンそのものが直接体を破壊するのではない。あくまで活動の邪魔をしているというに過ぎないのである。

……昨日までピンピンしてゴルフにも行っていた人が、ある日病院の検診に行ったら、体中3分の1ほどもガンが出来ていた。本人に宣告したら、とたんに元気をなくしてその日から寝込むようになり、わずか1か月で逝ってしまった……。私はこのようなケースを多く知っている。

これはあきらかに心の問題としか考えるより他ない。知らなければ知らないでもっと元気でいられたし、昨日までピンピンして働いていたのだから、きっとまだまだ体が自動対処出来るはずのガンだったに違いない。

こうして考えていくと、ガン検診というのは、いったいどのような意味があるのだろうか？

どのみちガンは病院でもあまり有効な手段はないのだ。手術か放射線か抗がん剤しか普通はない。他にもワクチンやレーザー照射、免疫体外培養などいろいろとあるけれども、どれも効いたか効いてないかわからないような決定打に欠くものばかりである。抗がん剤は何度もご説明したが、放射線にしても同じこと。しょせんは免疫力をかえって落とす処置。免疫力を上げなくてはならないのに落としてどうするか。ガン細胞を一時的に殺して、数値的に、あくまで表面的に治っているように見せかけているだけとしか思えない。となるとせいぜい初期ガンに於ける手術ぐらいが有効だが、しかし本当は手術で治るのではないのだ。手術が終わったあと、医者が、これでガンが治りましたよ、良くなりましたよ、と言ってくれた場合、その解放宣言が治すのだ。ガンから解放されたという思いが、本当の意味でのガン克服となるのである。もしここで、「とりあえずガンを全部とるにはとったが、今後も用心しましょう、ガンは再発がありますから……」などと言われたら、またガンは出来るのだ。実際には小さなものは出来たり消えたり誰でもしているのだから当たり前の話ではあるのだけれども。これでは一生ガンにおびえながらビクビク生活する病人から抜け出す事は出来ない。これでは何をやっても、楽しみも喜びも半減しよう。半減どころか9割減かもしれない。ただ死を恐れながら半病人として生きながらえて、そのうち死を迎える、などという生き方にどれほどの意味があるのだろうか。笑う事がガンに非常に有効という結果が出ているが、当然の事である。笑えば、生きる意味や望みが増し免疫力が高まる。逆に、ストレスやおびえが免疫力を落とすのである。

現在は本人告知が義務であるが、これに賛同した医者はヤブだと断言したい。心の問題を全く無視している。心と病気を分離して考えている。心が体に及ぼす強烈な影響を全く理解していない。体を、機械を直すのと同じように考えている。これをヤブと言わずして何と言うか。医学部6年間の大半を死体解剖ばかりやって死んだ人を相手にしているから生きた人の心がわからないのだと思う。生きている人の心が体に及ぼす影響が読めないのだろう。次の話は本人告知がまだ義務化されていなかった時の事である。先日も、ある人の奥さんがガンになった。状態的には大丈夫だと思ったから、担当した医者に頼んで、治ったよとウソを言ってもらいなさい。まあ、今はウソでもそのうち本当になるのだから……と言ったら数日後、「ダメでした。医者である以上、ウソは言えない。事実を本人に伝えます」との事。ご主人も、「必死に頼んだのだけれども……」と、くやし涙の様子だった。これはヤブ医者につけ加えて傲慢である。必死に家族が懇願する事に対して、聞く耳を持たず、医師がやる事、言う事が絶対だと思っている。人間として実に冷酷で傲慢な態度だ。しょせん人は強い信仰でもない限り、死を受け入れる力はない。何をどう言ったところで死は恐いものなのだ。死をはね返して元気に生きていかれる人は滅多にいない。自分がガンだと知ってしまったら、そうそう笑う事など出来ないものだ。生きる希望など持てないものである。だから、やはりガンの場合は告知はまずい。いかに生存率が昔より上がったとはいえ、これは死刑か、もしかしたら死刑という宣告なのだ。これを受けて元気でいろと言うほうがどうかしている。心が沈めば免疫力は上がるはずも無い。信仰の場合、これをはね返す力となり得るが、相当に熱心な信仰が必要で、ガンになってから始めたのでは、当然間に合わない（宗教が必要という意味ではありません。「本気で神や仏を信じている」というだけでも信仰に成り得ます）。

このような理由から、病院では本人告知という義務になっている以上、ガン検診というのは全く意味のないもの、むしろ害があるものと私は考えている。ガン告知は、生きる希望や生きていく上での喜びを著しく阻害するからだ。ガンに限らずどんな病気でも、治るためには本人の、「生きたい」という心の要求が一番大切なのである。

ある実話をご紹介しよう。

整体法の創始者、故野口晴哉先生の奥さまは、若いころガンになったことがある。ガンになる少し前に奥さまは、待ちに待って生まれた初めての女の子を、4歳の時に事故で亡くしていた。そのしばらく後に奥さまはガンになられたのだった。最愛の娘の死という失意の中で、生きる希望を失われた奥さまは、タイミング悪くガンになり、その症状ははなはだ重く、乳ガンから体中に転移して痩せ衰え、腹水も溜ってお腹が膨れあがり寝たきり状態だった。もしこの時代にガン専門医なるものがいたなら、100人が100人とも半年以内に１００％死ぬだろう、と言ったに違いない、という病状であった。しかしこのような状況でも野口先生は、奥さまに初めのうちは気功も整体操法も何もしなかった。数多くのガンを救ってきた野口先生だったが、生きる望みを失った状態で何をしても無駄と考え、一切手をつけなかった。そのかわり行ったのが次のような心理誘導だった。……このような極限の状況で、奥さまが唯一楽しみにしていたもの、それは美味しい羊かんを日に数回、ごく少量だけれども、口にすることだった。他には何の楽しみも無い。ところが何と野口先生は、その羊かんを給士が病床に持って行くのを止めさせ、床《とこ》の数メートル離れたところに置いたのだ。奥さまにすれば、苦しくて長い一日の中で、唯一の楽しみなので、なんとかその羊かんを這って取りに行く。すると野口先生は、今度はもっと遠い所に羊かんを置く。その次は別の部屋へ、更にその次はテーブルの上に置く。それが出来ると次は戸棚の上に置く。それも出来るようになると今度は階段を使わないと行けない部屋に置く。このような繰り返しによって、本当は立てるんだ、歩けるんだ、という事を自覚させていったのだ。そしてだんだんと散歩にも連れて行くようになり、外を見せ、公園を見せ、自然を見せ、共に語り、今死なれては困るという事を自覚させ、夫婦共にまだまだ生きていきたい、という希望を引き出し、そして遂にはガンの末期を完全に克服させたのだ。野口先生の心理指導で、全身に出来ていたガンを完全に治した奥さまは、その後92歳まで長寿され、平成16年に大往生された。

……人は本当は、正確に言うと、ガンで死ぬのではないのだ。人は生きる望みを失って死ぬのだ。生きたいという欲求を失って死ぬのである。現在ガンで亡くなっている人の殆どはそうだと思う。ガンが大きくなり過ぎて、どうにもならなくなるずっと手前で、気力のドロップアウトをしてしまうのだ。ガンだと宣言されて、「私は死ぬんだ」という無意識に起こる恐怖や不安によって、生きる希望と気力を失うのだ。心の「怖れ」とは、本当に恐いものなのである。

ブドウ糖はガンの好物であるが、しかし糖分がガンを悪化させるわけではない

最近は糖質やグルテンを悪者に説く医師や学者が多いが、先の実例でもわかるように、それらがそのままガンを発症させたり悪化させるわけではない。むろん、度を越したものはいけないが、いささか極論すぎると思う。

学者（医師も含む）は、自説を強調したがるものである。長年研究を重ねて、やっと見つけた「これに違いない！」と思う理論を誇張したくなる気持ちはわかる。それぞれに有益な部分はあるものの、しかしほとんどは極端なものが多い。

例えば、体を温めると何でも治るとか、糖質を抑えるとガンが治る、とかである。実際、体を温めてどれほどの人の病気が治ったというのだろうか？　糖分を抑えてどれだけのガンが治ったというのだろう？　チョコレートや和菓子が大好きな人に明らかにガンが多いとでもいうのだろうか……。そんなデータはまるで聞かない。あったとしても、わずかに多い、という程度のもので、誤謬の範囲のものである。また、ガン患者が糖質を一切排除したら次々とガンが治った、というデータでもあるのだろうか？　私は聞いた事がない。

ほとんどは想像（仮説）の範囲に過ぎない。だから皆、大ブームになっても数年で消えていった。むろん中には有益だったという人もいるだろう。しかし、それさえやっていれば良い、などと言うのはむしろ害がある場合が多い。

確かに、極端に偏った食生活は免疫低下につながりガンを招く原因となる。加工食品ばかり食べていたのでは、ビタミンを始めとする必須栄養素が不足し、体の力を落とす。これは間違いない。だが、1つのことだけをせっせとやっても効果はほとんど得られないのだ。

そもそも、糖質は三大栄養素の1つである。体は手っ取り早くエネルギーをつくらねばならない状況もあるから、糖分は即エネルギーになる便利なものだ。つまり普通の細胞にも有益な栄養素なのである。確かに、研究におけるシャーレの中のガンは増殖が活性化されるだろうが、ガンも好むからといって、それがガン悪化の本質ではなく、目の敵にするのは極論である。白米は糖質であるが、白米食がガンを招いたとでも言うのであろうか？白米は江戸時代より昔から身分の高い人の間で文化としてあったのだ。ただし、精米するにしても胚芽を少しくらいは残した半玄米のほうが良いことは確かである。

人は、体に不足しているものが補える食べ物は美味しい。汗をかいたときは塩気の効いたものが美味しいし、肉体労働した時はエネルギーをすぐに補給できる甘いもの（ブドウ糖）が美味しい。頭が疲れた時は毛細血管を拡張させる辛いものが美味しい。脳に酸素と栄養を供給するのは、ほとんど毛細血管だからである。このように体には自然の本能というものがあるのだ。言い換えれば、美味しいと思えるものは、体が必要としている、少なくとも「体が許可している」ということだ（わずかな例外があるが、ここでは説明しない）。逆もまたしかりで、どんなビフテキ好きでも4枚目は食えない。でもサラダなら食べられる。これが体の本能というものである。

ガンの根本原因はこれまでに詳しくご説明してきたつもりである。巷《ちまた》には沢山の説と情報があふれている。何を信じるのもご自由であるが、本書の読者には、おかしな説に惑わされないでいただければ嬉しく思う。

人類は、いかなる技術を投入しても髪の毛一本、細胞一個すら完全に同じものを作ることは出来ない。自然の叡智の結晶ともいうべき人体に、現代医学が始まってわずか150年くらいの人間の浅知恵を押し付けるべきではない。

薬と病院の現状

本章のテーマ、ガンと深く関連する話なので、薬と病院の現状についてお話しさせていただく。

薬というのは、聞こえの良い名前であるが、正式な名称は「毒薬」で、その実体は名前の通り毒物であり、体の異物であり、飲み続ければ害以外の何物でもなく、しかも現代新薬と呼ばれるあの白い粒は強烈で、それだけに副作用も多い。そして以上の事は、すべての薬剤師さんは知っている、認めている。だから薬剤師さんは極力薬を出したがらない。本当の話である。医師はというと、医学部6年間で薬（毒薬）の勉強は一切ない。免許をとって現場（普通は大学付属病院）に入ってからようやくその使い方（処方の仕方）を覚えていくだけなのだ。薬剤師とは違い、薬理学も、生体に及ぼす本当の意味での作用も基本的な事は全く知らないのである。要するに製薬大会社が製品化したものを、そのガイドラインに従って何を出すか決めているだけなのだ。病名を決めたら、これとこれを出す、という製薬会社が作成した基本的なマニュアルがあるのである。それに従って、日本の場合、薬剤師が薬を出すのではなくて医者が薬を決めているのだ。しかしこれは厳密には薬事法（旧名）違反ではないかと私は思う。薬学部は6年間なのだ。薬理と有機はあまりにも複雑で難しいから昔は4年だったが、今は6年制になった。それを、薬理も生体作用も何も詳しい事を知らずに人間に処方するのは無謀である。だからアメリカでは医師は薬を決める事は出来ない。診断や手術はもちろん医師が行うが、薬の処方は薬剤師にしか出来ないのだ。医師と連携して、病名と病状をよく聞いた後、薬剤師が薬を出している。私はこれが当たり前だと思う。まぁ、それであっても毒物なのだからお世辞にも良いとは言えないが、日本よりはマシである。

それから、製薬会社も製薬会社だ。毒作用の応用が現代薬学の基本と知りながら、5年や10年の動物実験と、わずかな人にバイト料を払って試験データをとるだけで病院に売り出してしまうのだから、飲まされる方はたまらない。私の実兄は、漢方薬局を開業する前、ある製薬大会社のプロパー(営業マン)をやっていたのでよく知っているが、本当にここは問題が多い。製薬会社の金儲け体質、利益至上主義は目に余るものがある。製薬会社にとって、病院や医師は「顧客」だが、医師や仕入れの責任者に対する裏金や女の世話は普通のこと。一番大切なはずの薬の「安全」も、かなりいいかげん。製薬会社は、「これ(薬)を飲んでいても、1年や2年は問題は起こらない。でも、10年後20年後どうなるかは知った事ではない」というのが本音なのだそうだ。それはそうだろう。10年も20年も生きている実験用モルモットはいない。それに、そんな先の責任は製薬会社から処方する医師(病院)に移っている。薬に関する病院の汚点、悪い面は製薬会社に引きずられている感がある(まあ、製薬会社の全部が全部と言うわけではないが)。病院で使っている投薬のマニュアルは、その製薬会社が作ったものだから全く信用ならない。「薬をつくってたくさん売る」のが仕事なのだから。

しかし製薬会社が製薬会社なら、病院も病院である。以前、こんな事があった。30代の男性で、仕事で悩む事があって眠れない日が続き、ある大学病院の神経科に行ったら、いきなり開発中との新薬を出された。指示通りに飲んでいたら精神がおかしくなってきた。それを飲むと血圧が急激に乱高下し、急にハイになり、それを飲まずにはいられなくなるそうだ。軽い気持ちで病院に行ったのだけれども、不安になって私に相談してきた。医師によく聞いてみると、覚醒剤に似た薬だった……。だいぶ昔だが、NHKのある番組で放映していたが、今はあまりに安易に、うつ病患者に覚醒剤系の薬が処方されているのだという。神経科（メンタルクリニック）でよく出されるリタリンは、化学式（分子構造式）は覚醒剤と殆ど同一なのだそうだ。あまりに危険だから覚醒剤は法律で厳重に禁止しているのに、なぜうつ病の人には安易に出すのか。覚醒剤そのものに近いリタリンでなくとも、神経科で出される薬の殆どは覚醒剤作用を持つもので、要するに濃いか薄いかの違いだけ。まあ、この手の薬はとても利益になる（儲かる）のだそうだ。先の彼はこの手の強い部類のものを出されていたわけである。だから飲まずにはいられなくなる。当たり前だ。覚醒剤なのだから。それで飲まずにいられなくなったら（中毒症状）、すぐに入院しろと言われたそうだ。効能の未知数な新薬だから、入院させればデータは取りやすい。でも、素人だから「おかしい」と思いつつも、巧妙な言葉で親切に思えたそうである。

以前、ある代議士のご家族がガンになったのだが、その時病院で言われたのは、「抗がん剤は良くありません、放射線も勧められません。手術のあと、一度だけ行って、あとは免疫療法でいきましょう」。相談を受けて私が不思議に思ったのは、ガンになれば抗がん剤や放射線は当たり前なのに、何故こうもハッキリ医者（病院側）がこれを否定するような事を言うのか？　要するに医者自身は抗がん剤や放射線も良い結果が出ると信じていないのだ。もう一つは訴えられないからだろう。現実に抗がん剤と放射線の悪い面を丁寧に説明し、ベストを尽くしたなら死なれてもまさか国会議員の立場にある旦那やその家族が訴えるはずもない。しかし一般人は何を言い出すかわからないから医者としても慎重にならざるを得ない。どんなにそれが悪いものであっても、常識がそれである以上それをやらざるを得ない、というのがある。また、昔から当院《うち》に来ている方で、ある大きな会社の創業社長で、数百億円は資産を持っている人が、肺ガンになった。その半年前から私は、肺がおかしい、おそらくガンが出来ているだろうな、と知ってはいたが、からだ自体には力があり、本人が知らなければ自然とそのうち消滅するだろう、と思っていたので何も言わなかった。

結局この人は「最近血啖が出るので検査に行ってみる」と言って、知り合いの医者がいる慶應病院に行くことにした。まあ、血啖が出るというのは一つの肺の掃除なのだけれども、本人が行くというのを止めたらこれは責任問題になるので、私としてはこういう場合、何も言わない。そしたらやっぱりガンだった。そして、この人の場合も、抗がん剤や放射線は全くやらなかった。勧められもしなかった。この人の場合も、これだけ社会的大物になると、仮に死んでも遺族が今さら5000万円や1億円欲しさに面倒な裁判を起こして医者や病院を訴えるという事はない。だから医者も安心して本音が言える。結局この人は手術もせずに完全に治って、今も時おり通ってくれている。

こうして見ていくと、医師も病院も、すべてが悪気があるわけではないのだけれども、現実的には一般の患者には、多い少ないはあれどビジネスに利用されている面がある事は否めない。うちに来ている人が、何か大きな病気を宣告された時、私は必ず、病院を変えて3~4院は行くのを勧めることにしている。すると、言っている事が全部バラバラというのがしょっちゅうあるのだ。3つの病院に行ったら3つともバラバラ。すぐに切らなくては、と言われたり、いや、ゆっくり様子を見ましょう、と言われたり……。ひどいのになると、病名すらも全部バラバラという事も時々あるくらいだ。人間のやる事だから無理もないが、一人の医師への盲信はよくない。

現在は多くの病院が赤字経営だと言う。国立、公立はもとより、私立も経営は大変なのだと聞く。それでは病院の都合によってどうするか違うのは当たり前かもしれない。切るのが得意な医者が多かったり、ベッドが余っていたら切りたがるだろうし、逆の状況の病院なら薬で済ませて通院という手を考える。いかに世のため、患者のためといっても、潰れてしまっては元も子もない。経営あっての患者であり、やむを得ない、という場合もたくさんあるだろう。が、中には本当に悪徳病院もあるのである。一応、一部である、という事を前置きしておくが、患者を完全に喰い物にしている病院もある。私が親しくおつき合いしている人で、ある総合病院の事務局長をやっていた人がいて、その人が言うには、「もうメチャクチャ。薬は一番利益率の高いものから出す。検査は儲かるから、何の疑いが無くても、2回は必ず行なう。いろいろ質問したりしなさそうな人には3回。ベッドに空きがあればとにかく入院させてベッドをうめる……」。こうしたことが当たり前のように行われており、一種のマニュアルになっているのだと言う。これがイヤで、男50歳半ばで彼は、失業覚悟でこの病院を飛び出した。あまりの事に、私が、「この病院が例外的ですか？　それとも他の病院も多くは同じですか？」と聞くと、「病院の運営はどこも苦しい。もしくは利益追求型。他のところは詳しくは知らないが、多分ひどいかマシかだけの違いでしょう」と答えていた。これは言ってみれば医療崩壊ではないのか。大げさだろうか？　でも私は本当にそう思う。少なくとも、その始まりには違いない。まぁ、国税庁の発表によると、不正申告（脱税）の御三家は、パチンコ、ラブホテル、病院という事だから、その理念が窺《うかが》い知れるというものだが、医者が強欲になると、必ず患者の健康は犠牲にされる。少し前にもこんな事があった。

ある総合病院に行って検査をしたら3か月後に再検査と言われた。理由は特に何も言わず、「少し疑問点があるので……」としか言わない。心配になって喰い下がって尋ねると、「マンモグラフィーが少し左右対称ではないので……」と言ったという。人間の体というのは厳密に左右対称で真っすぐなんて人はおらず、重心側というのは誰でもあり、脚の長さだって1～2㎝違うのは当たり前にあるし、写真で撮ると顔だって少しは歪みがあるものだ。肺の大きさだって左右同じでは無いし、背中の筋肉のつき方だって均等ではない。マンモグラフィーは乳房のレントゲンだが、乳房が左右正確に対称でなかったらこれ異常なのか？　これは商売にされたな、病院を変えなさい、と言っておいた。検査というのは病院にとって一番儲かる仕組みになっているのである。こういう例を私は山ほど知っている。まあ、検査を余分にやらされるだけなら、お金と労力が余計にかかるだけで大した実害は無いけれども、次の例は実に大変な、許せぬ行為である。

25年も前から通ってくれている人で、その人の妹さんがガンになった。あまり助かる見込みは無いという。その告知の仕方が問題。本人も家族も誰も知らない状況で、家族一同を集めておいて本人の前で告知。これはもう思いやりが無いとかの問題ではなく、娯楽にしているのではないか？　本人も含めて全員でオイオイ泣いて苦しんでいるのを心の底では楽しんでいるのではないかと思う。勤務医というのは労働と待遇は過酷だから、無意識に意地悪をしているのではないかと思えてしまう。週刊誌や人の不幸ばかり報道している昼のワイドショーを見ているのと同じ感覚である。もう1つは傲慢さ。一同集めて本人すら知らないのに人が最も恐れるガンを宣告するなんてのは、その心は、「さあ、今からこの俺がお前の運命を宣告するぞ、心して聞くがよい」なんていう心理がある。無意識かもしれないが、心の奥底にはそういうものがある。つまり、神か裁判官にでもなったつもりなのだろう。一昔前は、まだ思いやりがあって、まず家族に聞いて告知をどうするか決めていた。現在は告知が義務であるから仕方がないが、慣れてしまったのだろう、人の不幸や死に。良心がマヒしてしまっている感がある。

もちろん、こんな医者はごく一部であるだろうし、またそう信じたい。だが、あまりに多くこのような似た話を直に聞くと、医療という体制そのものを案じてしまうのだ。

抗がん剤の正体

ここまで読んでこられて、既に読者は、抗がん剤とは何たるものかをご承知の事と思う。抗がん剤とはいわゆる「毒物」であり、毒作用によってガンを殺すことが目的であるが、その毒が強すぎるがゆえに、生体（人体）そのものも破壊する、というものである。つまりはバランスの大変悪い毒物ということである。重曹のように全く無害でしかもガンを殺すというものが見つからなかったとしても、毒作用そのものを否定するつもりはない。そもそも薬学というのは「毒物学」から生まれたものであり、利用の仕方によっては一時的な痛み止めや麻酔、症状緩和に役立ち有益なものになり得る。しかしこれらはあくまで一時的に、かつ適量であれば、の話である。多量、もしくは少量であっても常用すれば、確実に生体は破壊されていき、場合によっては死に至る。利用法が悪いと毒は単なる毒になりはてるのだ。麻酔でも強すぎるとそのまま死んでしまうように、体を破壊するだけになってしまう。バランスが重要という意味がおわかりであろうか？

現在の抗がん剤は、このバランスが悪すぎる。ガンを早々に、短期間で殺せて、半年間続けてもさほど生体にダメージを与えない、というものであれば、それは「優秀な抗がん剤」と褒めて良いだろう。大いに使用すれば良いと思う。しかし、1年も2年も続けたのにガンは残っている、しかも体にダメージを与えて免疫を落とす、というものは「ダメな抗がん剤」で、むしろ無いほうが良い、ということになろう。ガンは増殖が速い。1年もやって半分も残っていて免疫を落とされていたら、その後どうなるか。容易に想像がつくだろう。むろん大増加である。だから誰も良い結果にならないのだ。

つまり、「毒種」と「無害度」の問題に尽きるのである。ガン（カビ）を殺せる毒の種類、かつ生体に与える副作用の無さ、これこそが最重要ポイントとなるのである。


ここで、現在使われている抗がん剤を見てみよう。

抗がん剤というのは、言ってみれば無差別爆弾なのだ。ガン細胞を、東京に潜入した1000人の武装テロリストとすると、抗がん剤はドッカンドッカンと空から落とす1トン爆弾である。そのうち東京という街自体が廃墟になってしまう。まさに東京大空襲だ。

この私のたとえを、ある人が自分の担当の医師に言うと、「うーん、わかりやすい。でも廃墟になったら、そこから再建すればいいのです」と言ったそうだが、詭弁である。その廃墟を、ガンは好むのだ。家やビルが壊れた街を、とても好むテロリストなのだ。それに体の「治る力」、つまり再建力が急速に落ちてしまうから復興が遅々として進まない。だから抗がん剤によって抜けた髪は通常抜けっぱなしである。体はけだるいままになる。つまり再建してないからなのだ。従ってこの場合、爆弾ではなくて、ハイテクの武器を装備した警官や自衛官を増やさなければならない。これがNKキラーなどの免疫細胞なのだが、体はこのような立派な免疫を、もともと持っているのである。しかも「熱殺し」という奥の手まで持っている。体の内部を変化させて、ガンがいられない環境にしてしまうのだ。心臓と脾臓には通常、ガンは出来ないが、これは他の臓器や組織に比べて少し温度が高いからである。わずかに高温なだけだが、この両者にはガンが住む事は出来ない。しかも、この奥の手の発動の際は必ず高熱。まさに一網打尽、根こそぎ殺してしまう。本当に頼りになる奥の手、必殺技である。

しかし、抗がん剤や薬が、その奥の手を封じてしまうのだ。薬剤によって体が鈍くなってしまい、発熱できない体になってしまうのである。薬というのは殆どのものが、そういう特性というか、副作用を持っている。ましてや抗がん剤は、ガン細胞を殺すためのものであるから毒性は強烈だ。その毒を分解するのは肝臓であるから、肝臓の負担ははなはだしく、皆、肝臓が弱っていってしまう。肝臓は免疫の要《かなめ》である。肝臓が弱ると当然のことながら免疫力は著しく落ちる。これでどうやってガンに勝てと言うのか。

病院では、ガンが出来ている所に集中して抗がん剤を入れると説明する事があるが、これも詭弁だ。体のどこからでも薬剤を入れた以上、血中と混ざり、血液と共に必ず体中に拡散される。必ずその作用は全身に及ぶ。手の先から入ろうと、足のつま先から入ろうと、体の中に入ったものは、わずか30秒程で全身のどこからでも検出される。ドーピングでも麻薬でも、鼻から吸おうと腕の注射であろうと、座薬のようにお尻からであろうと、数十秒後には全身に拡散されていく。ガン細胞の集まっている所に集中して抗がん剤を投与するから心配ないなんて、プロのくせによく言えたものだ。投与したその瞬間だけ、わずか数秒（場所や薬剤によっては数十分）だけは、確かにガン細胞をピンポイント攻撃する。しかし、たったそれだけの時間でどれだけのガン細胞が死ぬと言うのか。それより全身に及んだ後、免疫力がどれほど落ちていくのかを考えないのだろうか。わずか数週間で、髪の毛が全部抜けるという、体の負担がどれほどのものかを考えてみると良い。抗がん剤こそが、まさにガンを恐ろしいものにしている最大の原因ではないか。免疫学で有名だった新潟大学大学院医学部教授の故・安保徹先生は、「ガン死は病院がこしらえたものだ」と、暗に著書の中で言っておられるが、勇気のある方である。まあ、氏の立場は国立大学の教授だから、叩かれる心配がない。教授になってしまえば、定年まで教授の地位は安泰だから言えるのであろうが、抗がん剤否定、検診否定、免疫療法推進、自然治癒療法賛同の急先鋒だから、私も大変尊敬している。実は私の前著も読んでくれて、大変褒めて下さった。こういう方が現代医学界に増えて、ガンや病気に対する人々の認識や価値観（社会通念）を変えない限り、病気は無くならない。一つ病気を無くしては一つ病気を生み出す事になる。

健康というものの本質は、自分の体は自分で守るべきものだと思う。病院や薬に頼り切りになるのではなく、自分で智恵をつけて対処すべきものだと思うのだ。現代医療のあり方が、これほどまで歪んでしまった現代においては尚更である。抗がん剤の選択はむろん自由であるが、以上はよくよくご熟考をお願い申し上げたい。

とにかくガンは40歳も過ぎれば誰でも出来たり消えたりしているもの、他の病気と何ら変わりがないという事。そしてガンが発生しても、そのほとんどは体が免疫力によって、自然に対処していて問題はないという事。決してエイリアンでも何でも無いという事だ。腹部第3に力がある場合は、ガンにうち勝つ力が体にはまだまだしっかり存在しているという事。そして最大の急所は、その人の心が、ガンなどくだらないものに心を向けず、前向きに生きているという事。最後にそれらにプラスしてダメ押しに、ガンの殺菌と、ガンが嫌がる体の内部事情にしておく。体を酸化させず活性化しておくという事だ。つまり免疫力を高めておくという事である。以上のことによって、ガンなど放っておけば良い病気として片付けられるものと断言し、また、そのように私は認識している。

私のところには、家族ぐるみで通ってくれているお医者さんがいる。大学付属病院の勤務で、消化器科の立派な中堅の先生である。物静かで誠実な方だ。だから、このように現代医療の実態、病院の真実をお話しするのはとても心苦しくある。一人ひとりの医師達は、真面目で誠実な方もたくさんおられる事だろう。しかし総合病院という巨大な存在の経営のあり方の前には、一人の正義感など、まかり通らないのも事実である。

また、医師の報酬は点数制だから、法制度にも問題がある。医師が親切ていねいに患者の話を聞いて、アドバイスしてあげても再診の場合、一診療で数百円にしかならない。仮に1時間くらい一生懸命患者のために指導してあげても薬を出さなければ、１０００円にもならないのだ。当然、病院経営はもちろん、生活自体が成り立たない。だから薬と検査ばかりの流れ作業になる。これでは医師の正義感が育ちにくいのは当たり前である。だから法整備が悪い。病院もお医者さんも、本当は気の毒に思う面が多分にあるのだ。

いろいろとお話ししてきたが、薬も病院も現代医療も、人の役に立つ面ももちろんたくさんある。特に救急医療技術は素晴らしい。すべてを否定するものではない事を申し添えておく。

早期発見とは言うけれど……検査が体の力を落とす

検診については既に自説を述べたが、重要なこと故、もう少し詳しくご説明したい。

現在は、ガンの早期発見の為の定期検診は当たり前の常識になっている。今ではしょっちゅう、新聞やテレビで「ちゃんと検診には行きましょう」と誘っている話を耳にする。病院大繁盛の、医師会あげての大キャンペーンである。しかし……。いくら早期の発見とは言え、「ガン」と聞けば、誰もが皆、慌て、そして怯える。当たり前の事である。この半世紀に渡って、ガンは恐ろしい、という植え込みを延々とやって来たのだから、皆、ガンは恐いという先入観が確立してしまっている。だから「ガン」と聞けば、誰もが凍りつく。だからまだ間に合うかもしれない早期で発見して、プロ（医師）に任せましょう、と病院は言いたいのであろう。確かに、最もらしい。しかしどうせ早期で発見したって、抗がん剤をやるくせに……。私のところに来ているガンの方々に聞いても、早期だろうと中期だろうと末期だろうと、皆、結局、抗がん剤をやらされている。その確率9割以上。自分（医師）がガンになった時は抗がん剤はやらない、自分の時は拒否する、と99％の医師が言っているのにだ。自分は嫌なくせに、他人には勧めている。まあ、厚労省の役人が決めたガイドラインに従わないわけにはいかないから、悩みながら抗がん剤を勧めている医師も多いだろうが、拒否するなら拒否も出来ますヨ、とくらい言ってあげられないのだろうか？

今は30代でガンになる人も多く、幼い子供と別れ、家族と別れ、衰弱して見る影もなく、肉体的苦しみと精神的苦痛の中で涙しながら死んでいく人もザラにいるから、50代や60代の人のガンなど、他人事である。もともとは善意の感性を持っている医師も、100人目には慣れてしまうのも無理は無い。矛盾は感じながらかもしれないが、自分は絶対やらない抗がん剤や放射線を人に勧める。要するにビジネスである。勿論、真面目で誠意のある医師もたくさんおられるものの、あの白い巨塔という所は、個人的スタンドプレーは許さない。本当に、現在の医療（病院）のあり方は末期症状だ。

さて、本題に入ろう。定期検診や、ガンになった後の検査の是非について、である。

ここで1つ、次の事を想像してみていただきたい。高さ1・2m、幅が50cmある平均台。体操選手が演技する、あの平均台というのは、幅が10cmだが、これが50cmある幅広の平均台だ。貴方なら歩けるだろうか？　歩けますね。幅が50cmもあるのだから、公式平均台の長さ5mどころか、300mでもトコトコ歩けるだろう。

では次に、50cmの幅は変わらないが、高さが1・2mではなく、100mの、高層のビルとビルの屋上に掛けたものであったら……。貴方は歩けるだろうか？　まず無理であろう。最初の一歩すら、足がすくんで、体が硬張って、顔面蒼白になり全身硬直して一歩も前に出ない。まぁ、トビ職の人なんかは別として、殆どの人は手も足も出ないだろう。また、こういう物理的な形の恐怖ではなくても、人は非常にショックな事に遭うと、同様の事が起こる。心のショックで、立っている事すら出来ない、という事もある。

これが、心と体の関係なのである。不安や恐怖という「心」が、体を萎縮させてしまう。「死ぬかもしれない」という心の恐怖は、急速に体を萎縮させ、「活力」を奪ってしまうのだ。そしてこれは、足腰の筋肉だけでなく、内臓も、脳も、免疫系も、肉体の一切は、この「心」の支配下にあるのである。「心」によっては、全てが萎縮、硬縮して、「体の力」を失ってしまう。先にも述べたが、体の「免疫」も、自律神経の支配下にある事は立証されている。医学関係者なら、誰でも知っている事だ。しかしその自律神経は、「心」、つまり意識によって大きく左右されるのである。それがマイナスに大きく働くのが「不安や恐れ」。不安や恐れがあると、自律神経は大きく乱れ、免疫力もガタ落ちになる。少し心配事が続くだけで、食欲が落ちたり目まいが起きたりして、「自律神経失調症」とかになる。これは免疫系も含めて、体の自然調律機能を落とした結果である。

そしてこれは、ガンも含めた全ての病気に言える事だ。あらゆる病気が、同様なのである。「心」が恐れたら、どんな病気も回復は遅い。遅いだけならまだいいが、ますます悪くなる場合がとても多い。心の不安や恐れは、本来の病気を5倍も10倍も大きくしてしまうのだ。従って、不安や恐れを抱えたままでは、一切の健康法や医療は無駄になる。

肉体を治すためには肉体そのものへのアプローチよりも、まずは心の問題を先に考えるべきなのである。

もちろん、食事療法もよいし、体操やヨガなどの運動療法もよい。免疫を高める生活習慣も重要である。しかし、それらはすべて、「心の安定」あってのものなのだ。病気に対する不安や恐れを手放している、ということが大前提なのである。たとえ幹細胞による免疫再生や分子標的などの最先端医療であっても、この法則の例外ではない。心を無視して行えば、本来の効力を大幅に落としてしまう。何故ならこれらのハイテク技術も、死人《しびと》には役に立たない。あくまで、生きた「体の力」を利用してのことだからだ。従って、どんな革命的な新技術とて、心が病んで活力の落ちている体には、それなりの微効しか出せない。すなわち、いかなる場合でも、まずは心の問題が先なのである。

では、「検査」の話に入ろう。

再々繰り返すが、50代半ばにもなると、誰でもガンは出来る。そして体の免疫が対処している。つまりガンは出来たり消えたりしている、というのは事実のようだが、それなら一生懸命に言われた通り定期的に検査に行っていれば、そのうち、いつかは必ずガンが見つかってしまう。そして「君はガンだ」と宣告を受ける。これが強烈な暗示にかけられる事になる事を考えた事があるだろうか？　そして不安や恐怖が一気に爆発増大する。しかも、強烈な「死」への潜在意識誘導になっている事を理解しているだろうか？

検査というのは、結果がどうであっても、「恐れ」になるのだ。定期健診などで何か病気が見つかれば当然恐れになるが、ガンの場合、５cmのガンが６cmになっていたら「ドーン！」と落ち込む。また、５cmのガンが５cm、つまり同じ大きさであっても落ち込むのだ。「こんなに頑張っているのに全然変わらないんだ……」と不安が大きくなる。あるいは５cmが３cmになっていても大抵は落ち込む。「まだ取り憑かれているんだ……」となるからだ。また、お医者さんは、殆どの場合ポジティブに言わない。多くの場合、「少し小さくなりましたが、用心しましょうね」となる。しかし、具体的にどう用心したらよいかわからない。人間は、手立ての無いこと、自分にはどうすることも出来ない時に恐怖をおぼえるのだ。だから検査は、殆どの場合、結果の如何にかかわらず「恐れ」となる。少なくとも不安を増長させる。これがどれほど自律神経を乱し、免疫（体の治る力）を落とす事になるか。私は検査の結果が悪くてその日から急激に、一気に悪くなって死んでいったガン患者を沢山みてきた。まことに、「恐れ」こそが病気のもと、健康の最大の敵、諸悪の根源である。

だから、病院が病気を作っているのだ。来る人来る人に病名をつけて潜在意識を病いにさせ、怖がらせる事ばっかり言って、体にとっては毒物（負担）になる薬をテンコ盛りに出し、更には検査ばかりやって人を振り回し恐怖に陥し入れる。これで何かが治ったらそれこそヘソで茶が沸く。本当の意味での体の改善など、あろうはずがない。

だからこれは本当に愚かな事だ。ガンの宣告（告知制）を考え出した医者はヤブ医者である。東大の医学部教授であろうと、京大の名誉教授であろうと、告知制を善しとする限り、良い医師とは言い難い。細胞や組織など細かな研究もいいが、その前に、まずは老人ホームでも行って、「人の心と健康の関係性」を学び直してくるべきである。

人というのは、「良い事」で暗示をかけるのは結構難しいのだ。なかなか潜在意識に入らない。貴方は良い人だね、優しい人だね、健康的な人だね、と言っても、簡単には変わらない。よいことを言ってくれたけども、ホントかな〜、まさかネ〜と否定する心が無意識に起こるから、なかなか入らないのである。しかし、悪い方は、すぐに入ってしまう。お前はバカだな、とか、なんか顔色悪いよ、と言うとすぐに入ってしまう。なに言ってんだ、と反発しながらも、どこか「そうかなぁ」というものがあるのか、すぐに潜在意識に入ってしまうのだ。そして特に、「死」や「不幸」には敏感である。ごく、ささいな事で、すぐに無意識（潜在意識）が認識してしまう。時おり新聞に載っている、笑ってしまうような詐欺に遭う人、例えば、霊感商法で、「貴方はこのままでは不幸になりますよ、この真珠を身につければ大丈夫です」なんて事にひっかかるのは、「バカだからだろう」と思う人も多いと思うが、人はそういうものなのだ。他人から見ればバカバカしい事も、当の本人（自分）の時は、状況にもよるが、何故か「その気」になってしまうものなのだ。悪い事に関しては、そういうものなのである。まぁ、霊感商法ほどくだらないものであれば、「私は大丈夫」と自信がある人も多いだろうが、こと、病気となると皆が皆、真に受けてしまう。みんな、ひっかかってしまう。増して、医者のほうも、〝だまそう〟と思っているわけでは無く、真顔だからだ。抗がん剤や放射線を「自分はやらない」というのであっても、他に手段を知らないから〝だまそう〟としているわけでは無く、ある意味、「本気」だからだ。しかも、患者側からすれば、初めから「病気のプロ」という認識が先入観（無意識）として確立しているので、その「医師」に言われて笑っていられる人はいない。これは大変な催眠（暗示）である。だから余命宣告なんかは最悪なのだ。本人の無意識が真に受けてしまうから、そうそう助けられるものではない。とても難しくなってしまう。潜在意識は肉体に強烈に影響を与える。先の平均台に例えると、高さ1・2mのはずのものを、わざわざ病院が100mにしてしまうのだ。誰もが「恐怖」で前に進めない。これは本当に問題である、大問題なのだ。

そして結局、次のようになる。検査を真面目に受ける↓そのうちガンが見つかる↓告知↓潜在意識による死への恐怖↓殆どが抗がん剤と放射線（もしくは手術のあと、再発防止と称して抗がん剤）↓衰弱と免疫低下↓ガン細胞が喜び復活、再発↓そしてまた抗がん剤↓更なる衰弱と免疫低下↓ガン細胞大増加↓この繰り返しで衰弱死か臓器不全死。

おわかりだろうか。これが、現在のガン医療なのである。このシステム（パターン）にしてしまう最大の要因こそが、検査とか定期健診なのだ。

今一度申し上げる。「恐れ」があると、病気は何も治らない。どんな病気も治らない。心配していると鼻血すら止まらなくなる。普通はどんな鼻血でもティッシュを詰めてテレビでも見ていれば5分か10分で止まるが、「まだ止まらない、まだ止まらない！ 出血多量で私はどうなるんだろう……」なんて焦っていると、何時間も止まらず5分おきに詰め替える事になる。本当にそうなのだ、不安があると誰しもが。中には4時間も止まらなかった人がいた。電話がきたので、ある方法を教えてすぐに止まったが、私は暗示をかけただけだった。

また50代の女性で60kgあった小太りの人だったのだが、検診で「おそらくガンだろう」と言われ、2か月くらいで18kg痩せた人がいた。その間、再々の検査を繰り返し、みるみるうちにゲッソリやつれてしまった。結局、「ガンじゃない、良性でした」という結果になったのだが、それからまた2か月くらいの間で、あっという間に50kg半ばの体重に戻った。

これが、「ガンになると痩せる」と言われる正体なのだ。本当はガンで痩せるのではなく、不安や恐れで痩せるのだ。心が、肉体を操るのである。自身の意識こそが、問題なのだ。

不安は恐れの子供である。不安が積み重なると恐れになる。しかし焦りも不安の子供だ。焦りが続くと不安になる。そしてそのうち「恐れ」になる。病気は落ち着いて見ていなければならない。早く治ろうと思えば思うほど、焦りになる。従って、病気に意識を向ければ向けるほど、一生懸命になればなるほど、治らなくなるのだ。だから意識（気）の病《やまい》と書いて、『病気』と言うのである。

尚、以上は著者の本心、本音の発言であるが、検査や健診に行くか行かないかは、あくまで自己責任で判断してもらいたい。

本章まとめ

では、最後にガンを克服するためのポイントを簡単にまとめておこう。

前述の通り、まずは当然ながら、重曹を使っての消毒（殺菌）である。ガンというのは体に出来るカビ（真菌）であって、決して得体の知れない出来物でも無ければ、必ず大きくなっていくエイリアンのようなものでもない。酸化した体、免疫の落ちた体にしか生息出来ない生物なのだ。ひと昔前は、細胞の突然変異かもしれない、と言われたが、これも違う。未だにそんな事を言う病院もあるが、突然変異ではない。ガンは正常細胞に巣くう微生物であり、そういう意味では、細菌やウイルスと同じで、増えすぎると困るが少量なら、いつも体にいるのだ。目に見えるぐらいの大きさかどうかは別として、誰でも体の中にいて、いつも微量にいるのである。しかも、体に対する害は微弱で、結核菌やコレラ菌、マラリヤなどのほうが、よほど強烈だ。これらに感染すると、体は即座に高熱を出す。消毒殺菌を急ぐのだ。危険度が高いから体の反応も早い。しかし、ガンに対しては体は〝ノンキ〟なものである。そのうち対処すれば良い、と判断しているに違いない。何度も言うが、ガン細胞は熱にとても弱い。40度でたちまち死んでしまう。ただ、体の状態が良く、気（体の治る力）が高まっている体はすぐに発熱を始めるが、相当鈍くなっている体は、その反応が遅く、かなりガンが大きくならなければ体が仕事（発熱）を始めない、というのはある。しかし、それでもそんなに慌てる事はない。ちゃんとそのうち、死なないように、間に合うようには発熱を始める。それまではガンなど体は放っとくのだ。いざという時には必ず勝てるスペシウム光線の如く必殺技を持っているから、熱に弱いガンに対してはとてもノンキなのだ。

だから、体中が転移でガンだらけ、という人が、検査に行く前日まで、ゴルフやジョギングをやっていられたわけである。しかしある日突然、検査結果でガンと言われ、その日から何も出来なくなる。歩くのもしんどいとなってしまう。要するに「心」なのである。

その「心」を安定させるために一括消毒がいる。発熱は必殺技であるが、ギリギリまで出ない場合が多い。だから早々に重曹による殺菌処理を始めるのだ。消毒法としては、これが現在考え得る限り、最も有効な手段である。

各部位対処法（重曹殺菌法）

・咽頭ガン、食道ガン

濃度は適当で良いが、およそ10～20％の重曹水溶液を毎日1～2時間くらいかけて、お酒を飲む人のようにチビチビと飲む。もちろん、気持ちが悪くなるほど飲まなくて良い。

・胃ガン

同様の濃度で、100～200㎖くらいを一気に飲んで、お腹（胃の上）を10分ほどマッサージをする。ゲップはもちろん出して良い。気分が悪ければその後、吐くのも構わない。

・十二指腸ガン、回腸ガン、空腸ガン（小腸のガン）

同様であるが、マッサージする位置を下腹部にも施す。20％程度の濃度のものを

500〜1000㎖浣腸する。出来るだけ我慢したら、排出して良い。

・大腸ガン

同様（浣腸がメインになる。まめに行う事。できるだけ多く、あふれ出すまで注入する。トイレで行うと良い）。

・直腸ガン

同様。

・子宮頸ガン、子宮ガン

濃度20％程度のものを、あふれ出すまで膣注入し、20分ほど恥骨の上をマッサージする。その後は排出して良い。ときおり浣腸も行う。

・膀胱ガン

導尿カテーテル（ネットで購入できる）で、20％程度のものを300㎖ほど注入する。

慣れるまでは痛むが、ワセリンを使い、ゆっくり、とてもゆっくり挿入すれば、麻酔はほとんどの人の場合、必要ないとの事（看護師・談）。20分ほど恥骨の上をマッサージし、その後排出する。

・肺ガン、膵臓ガン、腎臓ガン、肝臓ガン、乳ガン

20％程度のものを経口と浣腸を併用するが、時間（期間）はかかる。早い人も遅い人もいる。焦らない事が肝心。本書で紹介した体質改善を心掛ける。肺ガンは講演会で別法を解説したい。

・脳腫瘍、骨肉腫

同様。

・皮膚ガン、舌ガン

直接患部に塗布する。濃度の濃いものでも良い。

各部位対処法の注意点

・アルミニウムフリーの、調理用の重曹を用いる事
・重曹は水（ぬるま湯）に溶けにくいが、かき混ぜて分離する前に素早く注入する
・1日に1回で良い
・6日続けたら、6日休むこと
・ガンが治ったら止める事
・抗がん剤を併用しながらでは効果は殆どない
・ガンもどきに注意（本文参照）
・3つの要点（序章参照）を必ず実行のこと
・松の葉と乳酸菌を、なるべく毎日摂取（序章参照）
・ガン解放セミナー（講演会）にはなるべく一度ご出席ください。ご認識がずっと深くなります。

終章

読者の中には、本書を読み終えても尚、「重曹なんかで本当にガンが治るのか？」と、信じられない人もいるだろう。

ガンの治療は難しい、と一旦意識の深くに入り込んだ価値観は、なかなか人は変えられないものだ。潜在意識とはそういうものである。無理もない。だが……。

「序章」でもご紹介したが、シモンチーニ博士は、長年にわたり大変な迫害を受けてきた。ネットでは酷く中傷され、ありもしない罪で裁判を起こされ、医師としての名誉は地に堕ち、変人扱いされてきた。それでも尚、博士は「重曹でガンは治る！」と訴え続けてきた。真実でなければ、誰がそこまでするだろうか、と私は問いたい。

また、逆の立場で、批判する側も同様である。イカサマやインチキであるならば、何故そうまでして妨害や圧力をかける必要があるだろうか？　デタラメなものなら、そのうち勝手に瓦解し自滅していく。何かのことで噂になり一時的ブームになったところで、1年と保たない。本当に治る人はいないのだから当然である。だからイカサマなら放っておけば良いのだ。なのに何故、しゃにむに博士を攻撃したり、活動を妨害する必要があるのか？

シモンチーニ博士の講演を本国イタリアで開催すると、告知と同時に早々とチケットが完売するという。しかし、その8割近くがいつも来ない。つまり300人の会場なら240人が当日来ないのだ。従ってガラガラの会場で話をする事になる。当然ながら説得力に欠ける。だからイタリアでの講演はあまりしなくなったそうだ。問題は、誰がそんな事をするかだ。高いチケットではないにせよ、そんなバカバカしいコストをかけて、かつ組織的に人を使ってまで妨害する目的を持つ必要があるところはどこか？　個人では有り得えない。もちろん重曹会社ではないだろう。ではどこなのか？

博士の病院を訪ねる人々は、むろん合意の上で治療を受けている。それを、たまたま最末期で治療が間に合わなかった人の遺族をけしかけ、強引に裁判にかけ、判決まで捏造しネットにウソを書き込む……。そこまでする目的は何か？　そうまでして重曹治療を邪魔したい意図は何なのか？　そして誰がそれをやっているのか？　その答えは自明の理であろう。

「序章」でも申し上げたが、ガンは真菌（カビ）であるという観点から考えるなら、重曹で死ぬのは当たり前の事なのだ。

悪性新生物などという、何やらオドロオドロしい、エイリアンのようなものでは決してない。これは明らかに表現が悪い。ガン巣を切り取って、薬剤をかければ少し毒性の強いものなら何でも死ぬ。先の京大の丹羽博士によれば、家庭用の漂白剤でも死ぬらしい。何も抗がん剤などという高額な毒物でなくても良いのだ。数百円ですむ話である。ただし毒の強いものはガンも殺すが体そのものも殺してしまう。つまるところ、ガンを治すには、ガン（カビ）が死ぬ「毒種」かつ、人体には害が少ないものなら何でも良いのである。ただそれが、化学薬品を含め、それほど多くは無いことは事実のようではある。

もう読者は、「なぜ重曹なのか？」ということに合点がいったことだろう。

それが何故、毒の強烈な人体にも著しくダメージを与える抗がん剤なのか？　今は少しマシになったが、一昔まえの抗がん剤は、始めたら僅か2週間で髪が全部抜け落ちるほどだった。みるみる衰弱して、大抵は半年ともたなかった。猛毒だったからだ。本当にガンを死滅させる目的だけだったのだろうか？　無数にある薬剤の中で、もっとバランスの良い、つまりガン細胞を殺しつつ人体にもあまり副作用がない、というものが一つも見つからなかったのであろうか？　世界中の優秀な科学者が、半世紀も研究していながら……。

最近、フェンベンダゾールという動物の治療薬を飲んだら短期間でガンが治ったという事例が数多く報告されている。ゾール系薬剤は、もともとは真菌を殺すためにつくられた薬だそうだが、ある種の寄生虫にも効果がある。それで米国などでは動物の駆虫剤（虫下し）として使用されているが、犬の薬を飲んだら全身の末期ガンが3か月できれいに治ったというのだ。冗談のようだが本当の話である。実はこのフェンベンダゾールは、国立がんセンター（東京都）と慶應大の研究チームが、2009年に論文を発表していた。当時はガンが真菌とは想定していなかったようだが、米国でもガン治療に大きな期待、とガン学会の機関紙に大きく紹介されていたのだ。しかし今もって、人間には水虫とカンジダ症に対してのみ、それも一部しか使わせない。何故だろうか？

ともあれ、ガンがカビ（真菌）と考えれば、重曹でなぜ治るかも含めて、全てが容易に説明つくのである。

ここで、重曹療法（代替療法）を行う上で、一つだけ留意すべき点を申し上げておく。大事な話であるから、よく聞いていただきたい。それは……。

よくわからず特定出来ないものは、ひとくくりに「ガン」と診断する病院があるということだ。医師の立場からすると、「より悪いものと想定する＝慎重＝患者のため」という理屈が成り立つ。病院としてもその方が患者は素直に言うことを聞くし、薬をたくさんだせるからお金になる。ポリープなら当分は放っておけば良いという事になるからだ。それと最近は患者側も知恵をつけてアレコレ注文したり難クセを言う患者も多いというから、ガンと言っとけばおとなしくなり主導権が絶対になる。指導の一つのつもりであろうが、要するに、ガンのような、と説明するところの、ような、を省略してしまうのだ。つまり、「ガン」という定義が、大幅に拡大解釈されているのである。何かよくわからなければ、いつかガンになるかもという可能性が捨て切れなければ、全て「ガン」と診断されるのだ。勿論その程度問題は、それぞれの医師や病院の認識によって差がある。

腫瘍の定義は、「細胞が正常な形でなく異常に密集した状態」である。つまりポリープはむろん、イボや魚の目も定義上は腫瘍であり、病名をつけるならば皮膚腫瘍ということになる。そしてこれは皮膚に限らず、もちろん体の中（内臓）でも起こる。世間では未だに良性が悪性に変化したりするイメージを持っている人が多いが、根本的に発生原因が違う。この誤解が医師の中にすらあるのは、「ガンの正体がよくわからない」ことに尽きるが、イボと皮膚ガンを同視する人はいないのと同様、体の中でも理屈は同じである。本物の進行性のガンは、体の酸化や免疫低下によってできるカビであるが、良性腫瘍と呼ばれるものは、要するに、よくわからない「できもの」であり、全くの別ものなのだ。表面上だけ見ていれば確かに似てはいようが、これがいわゆる「ガンもどき」である。

実はこのガンもどきが、乳ガン、子宮ガンにはかなり多いと指摘する医師が沢山いる。私のところにメンテナンスに来ている現役の医師に聞くと、匿名を条件に、「そういう事があるのは事実です。むしろかなり多いかも……」と教えてくれた。切り取った病巣を、いちいち病理検査することはあまり無いそうだ。もっとも、手術前検査をしてもガンの正体がよくわかってない以上、あまり意味がないのかもしれない。ハッキリただの組織変性とわかる場合は少ないからである。良性腫瘍とされる「組織変性」は、特定の出来ない数多くのバラエティーがあるらしい。

そしてこれは乳房と子宮に限ったことでは無いようだ。よくわからなければ一緒クタに「ガン」とされている場合がとても多いと見られる。あくまで大雑把な推測ではあるが、乳ガンと子宮ガンに限って言えば、3人に1人はこれであると思う。本物なら殆どの場合みるみる大きくなっていく。カビは増殖が速いからだ。

病院というところは、とかく切りたがる所が多い。大抵は、転移の可能性で脅かされロクに経過観察をせずに切らされている。

イボに重曹をかけても治らないのと同様、ガンもどきには重曹も効果はない。カビではないのだから当然である。よくわからないくせにすぐに薬を出そうとする病院の姿勢には腹が立つが、この場合、医師には悪気は無いだろう。

ガンの正体が正式に医学会として確定するまでは、良性と悪性の境は明確にされず、まだまだ今後も患者は振り回されるに違いない。その意味では、良性と悪性という言葉と認識は罪なものだ。イボを見ながら、いつ皮膚ガンに変わるのだろう……と毎日心配しているようなものだからだ。あえてここで良性という言葉を使うなら、良性腫瘍なら放っておけば良い。切りたければそれも良いが、殆どは、ずっとそのままか、知らないうち消えている。最悪でも10年や20年かけてせいぜい倍の大きさ、という程度のものである。身の回りの毒物による長年の蓄積であろう、40代にもなると、こういうものが増えてくる。毒素が溜まり易いところの組織が一時的に、時には長く変性状態を起こす。重曹に直接触れて、まるで変化のないものは、まずコレと見て良いだろう。問題は、それも病院では「ガン」と診断されて、貴方もまた、それを信じてしまう事だ。そうなったが最後、長い長い抗がん剤の闘病スパイラルにはまり込む。

繰り返すが、良性と悪性に互換性はない。ポリープはポリープ、ガンはガンなのだ。いつかこれが間違いであると立証されたら死んでお詫びする覚悟である。もう既に、今まで隠し通してきたガンの正体は、ほぼほぼバレてきているのだ。絶対に間違いはない。ただし、組織変性したところは免疫が少々乱れたところであるから、カビが生え易く、良性が悪性に変化したように見える場合はあるだろう。

ポリープに重曹を使っても意味はない。ポリープはカビ（真菌）ではない。細胞の変性形態組織である。従って、ある程度以上は大きくはならない。イボが５㎝にもならないのと同様である。気味が悪ければ切っても良いし、様子を見てもよいだろう。むろん丁寧に経過を見る必要はあるが、お好きになさるが良いと思う。問題は、その後どうするかだ。

以上であるが、重曹療法をする上では、とても大事な点であるから、よく認識しておいていただきたい。

さて、ここまで読んでこられて、そろそろ読者も、抗がん剤は毒が強すぎる！　根本的に治るものではなく、長い間やらされ、最後にはガンと共死にしてしまう！　という意味と理由がお分かりになられたであろうか?

本書は現実にガンで苦しむ人のために治し方とノウハウを提供したものであり、現代医療の闇の部分を暴露する事が目的ではない。しかし、医療の闇はガンだけでなく、ワクチンや降圧剤など数多くある。権力によって金のために有益な治療法を弾圧、妨害する勢力がこの世には存在することは紛れもない事実である。

とにかくは、あれこれ理屈を言う前に重曹療法を試していただきたい。すぐに効果が出にくい臓器もあるけれども、序章でも申した通り、経口(飲む)、浣腸、膣注で、直接ガン巣に届け易い消化管のガンや子宮ガンなどは、奇跡を見るような体験をする人が大勢いるだろう。

ただし、私の指摘する、3つの要点は、必ず実行していただきたい。

ホ・オポノポノの言葉のクリーニングを行い、無農薬・無化学肥料の野菜と果物を探して食べ、市販のシャンプーと洗剤は体に使わず、亜硫酸塩と防腐剤は口にしない。これだけでよいのだ。あとは重曹で消毒するだけである。たったこれだけのことで、あのいまましいガンが数週間で解放される人が無数にいることだろう。

それと、シモンチーニ先生の病院は今も健在である。しばらく試してみて、効果があまり見られない場合や、本文中にあるような難しい処置が必要な場合は、セルビアに行って指導を仰げばよい。受け入れ枠の問題もあるが、世界では今、重曹治療を試みる病院が少しずつ増えてきている。日本では殆どないが、その気にさえなれば、イタリアやセルビア、あるいは米国にしばらく行く事など何でもないだろう。きっと、その努力は報われ、貴方の苦悩は喜びに代わることだろう。

そして是非、その喜びの声を、あげて頂きたい。つまり他の友人知人にも伝えてほしい。人を助けてあげてほしいのだ。その喜びの声が、大きくなればなるほど、金銭と利権にしがみつく製薬会社も抗しきれなくなり、次第に本来の高い技術を生かす、人の為に役立つ会社になっていくだろう。その時、ガンの撲滅が達成され、人類はガンから完全に解放されるのだ。そして、シモンチーニ博士は、人間の心の闇（エゴ）と勇敢に闘った英雄として称えられることになるだろう。

しかし、博士の犠牲的な人生も本書も、全ては今、ガンに苦しむ患者のために捧げられたものである。

あとがき

私は、謙虚さは人間の美徳の一つと考えております。

本書は「である」「であろう」の断定調の文体のほうが似合うし、本来の意図が伝えやすい、との編集部の強いお勧めにより承諾しましたが、4章とこの、あとがきだけは私の意志を通させていただきました。読者様には読みずらい本であったことと思いますが、ご理解をお願いする次第です。

現在は、宇宙を研究する最先端の物理学者のような人の方が、神を信じているといいます。

巨大な宇宙の創成、その秩序、完璧とも思える法則をみていると、これはとても無秩序とは思えない、偶然の産物ではあり得ない、何か、とてつもなく大きな「意志」を感じるのだそうです。もちろん、宗教で説くような人間の延長的な神ではなく、法則というか、存在のエネルギー的な神です。

ミクロの世界に目を向けてみますと、これも完璧な法則性を持った不思議さがあります。原子は、陽子と電子で出来ていますが、原子によって大きさに違いはあるものの、陽子がピンポン玉の大きさとすると、電子は1km も離れたところを超高速で回り、球体に見える1つの原子を構成していると聞きます。つまり物質というのは、ほとんど「空間」のようなものです。それが現在の精密な私達の世界をつくっているのです。人間が、宇宙創成の過程の中で偶然の産物として誕生して、その人生もまた、死んだら終わりの目的のないもの、などということがあり得るでしょうか？

物質は全てエネルギーを持つことは物理学では当たり前のことですが、その物質を形成する更に緻密なエネルギーが解明されつつあります。精神エネルギー、もしくは創造のエネルギーとでも言うべきでしょうか。人間の一人ひとりにも、この創造のエネルギーがあるのだといいます。

意図（意志）こそ現実、とはかなり前から言われていることですが、大雑把に言うなら真実であると思います。

一部の例外を除き、有史以来、人間は多くのエゴで生きてきました。それ故、戦争を始めとする様々な犠牲が生じました。現代における社会も、数多くのところでそれが見られます。

理想論を言っても仕方がないことではありますが、しかし理想は持つべきだと思います。それがいつか段々と現実に反映していくからです。

もうそろそろ、人類は改めねばならないと思うのです。少しずつでもいい、他人や他の存在（動植物）に愛を持つべきだと思うのです。地球上にある無益な犠牲のほとんどは、人間のエゴ、欲望、無慈悲で起こっていると言ってよいのではないかと思います。

私は、病気というものは、その結果（報い）による表面的な現象であると考えております。もちろん例外もありますし形はそれぞれ違いますが、根本的な原理でいうと、そういうことではないか……と感じています。個人とか全体とかいう責任の区別ではありませんが、因果応報的なものだと思うのです。

人間の健康の為という大義名目で、沢山の実験用の動物たちが苦しんだあげく犠牲にされています。確かに、医学的には無意味ではなかったに違いありませんが、このやり方で人類が病気に対して根本的な解決になるとは、私は思いません。実際、現代医学は、一つ病気を解決してはまた一つ病気を作る繰り返しの歴史でありました。ｉＰＳなど、確かに素晴らしい技術だとは思うのですが、他の存在を犠牲にしながらの研究であるなら、カルマ（因果律）的に考えても、結局は大してうまくいかないのではないか、と私は考えます。極論を申すようですが、個人に責任があるとは限りませんが、病気をするなら病気をするで、理由（原因）があるのです。私の患者の中には、傲慢さや、嫉妬心（ねたみ）を捨てたらガンが治った。原因はそれだけでは無いにせよ、ガンになって生き方が変わった。今では病気に感謝している、という方がたくさんいます。勿論これは一つの例ですが、何かを学ぶために、神は病気を用意したのではないか？　とさえ思うことがあるのです。大病を自分の力で本当の意味で克服した方は皆、以前よりずっと、人にも自然にも動物にも「愛」をもつようになるのです。

病理学（表面的現象理論）はひとまず置いていえば、これこそが、本当の意味での「病気の正体」ではないか？　と私は近年、本当に思うのです。

病気とは何と書きますか……？　気（心）のやまい、ですね。もちろん端的には申せませんが、精神を正す（修正する）有り難い現象として利用できるのです。ガンになる人は心が歪んでいると言っているのではありません。過酷な状況ゆえに、さらに魂に磨きがかかる……とでも表現したら良いでしょうか……。

いずれにせよ、私の経験では、病気はとらえ方によって、随分と、いや全く違う結果になるのです。これは真実であると確信しています。例えば、何かで自分を誰かのために役立とうとすると、その利他的な心が病気を治すのが多いというのは事実なのです。

さて、本書を読み終えて、読者様からは内容に関して様々な質問や個別のご相談があることと思います。しかし本を出してしばらくは数千人もの人が押し寄せて残念ながら対応が出来ません。本では書けなかった重要な話がありますので、この先は講演会を通してご対応させていただきたいと思います。是非一度ご参加下さい。「世古口裕司公式ホームページ」でご案内しています（遠方の方などはＤＶＤでもおわけすることができます）。

監修者のシモンチーニ博士とは次元がまるで違いますが、私も本書の出版に際し私財の多くを提供しました。博士は苦しむ人のために、多くの犠牲を受け入れてきました。故に私もまた、ささやかではありますが、博士に見倣うことにしました。

所有の不動産を売却し、また印税も講演料も殆どを返上して、ガンの真の姿と正しい対処法を広めることを博士に約束しました。わざわざこのような事を言わないほうが良いのでありましょうが、気持ちだけはお伝えさせて下さい。

博士の生き方は、私に大きな感銘を与えました。人間の価値はお金や名誉ではない。そんな人生観を持たせる最高の手本となる人物となりました。

私は何も宗教を持っていませんし、もちろん特定の宗派や教団との関わりも今は一切ありませんが、神は信じております。魂は永遠の存在で、肉体は経験と学びのための一時的な仮の姿だと思っています。博士の生き様を見て、私も神様に褒められる生き方をしたい、と思ったことと、どこかの誰かの苦痛を癒す助力を申し上げたい、と願ったことが本書の出版となりました。神に感謝するのと同じくらい、最後までお読み下さった読者様に、心からの御礼を申し上げる次第であります。

どうも本当に、ありがとうございました。どうかお元気でお幸せに。

２０１９年９月

世古口裕司

追記

本書の出版にあたり、終始ご担当いただいた現代書林の松島一樹常務には多大なお世話になりました。

関係者の皆様に厚く御礼申し上げる次第です。

プロフィール

監修者

トゥリオ・シモンチーニ（Tullio・Simoncini）
1951年生まれ。イタリア・バレンターノ出身。ローマ大学卒業。
医師（外科医）、腫瘍学博士・哲学博士（ともにローマ大学）。
現在、セルビアの病院を中心に、世界中でガン治療の指導、講演活動を行っている。
治療をしてきたガン患者は4000人以上にのぼる。

著者

世古口 裕司（せこぐち・ゆうじ）
1967年生まれ。愛知県一宮市出身。
ホリスティック医学の立場から現在までに2万人、延べ20万臨床を施術する療術家（気功・整体）。
著作に『医者と薬に頼らない病気の「本当の治し方」』（現代書林）『医者と薬に頼らずに「自分の力」で病気を治す』（幻冬舎）『朝10分の気功術』（三笠書房）など多数ある。

イタリア人医師《じんいし》が発見《はつけん》したガンの新《あたら》しい治療法《ちりょうほう》

2019年11月1日　初版第1刷
2021年 9月28日　　第5刷

著　者──────世古口裕司《せこぐちゆうじ》
発行者──────松島一樹
発行所──────現代書林
〒162-0053　東京都新宿区原町3-61　桂ビル
TEL／代表　03(3205)8384
振替00140-7-42905
http://www.gendaishorin.co.jp/

カバー・本文デザイン──小口翔平・岩永香穂・大城ひかり(tobufune)

印刷・製本　広研印刷㈱
乱丁・落丁本はお取り替えいたします。

定価はカバーに
表示してあります。

ISBN978-4-7745-1828-2 C0047